Fach-
ratgeber
Klett-Cotta

HILFE AUS EIGENER KRAFT

CORNELIA VAN EYS

Krebs – ein Begleitbuch für die Seele

Klett-Cotta

Die digitalen Zusatzmaterialien haben wir zum Download auf www.klett-cotta.de bereitgestellt. Geben Sie im Suchfeld auf unserer Homepage den folgenden Such-Code ein: **OM86023**

MIX
Papier | Fördert gute Waldnutzung
FSC® C083411

Klett-Cotta
www.klett-cotta.de

Umschlaggestaltung: Weiß/Freiburg GmbH
unter Verwendung einer Abbildung von Christoph Dyroff/Adobe Stock
Gesetzt in den Tropen Studios, Leipzig
Gedruckt und gebunden von CPI – Clausen & Bosse, Leck
ISBN 978-3-608-86023-8
E-Book: ISBN 978-3-608-11955-8
PDF-E-Book: ISBN 978-3-608-20591-6

Bibliografische Information der Deutschen Nationalbibliothek
Die Deutsche Nationalbibliothek verzeichnet diese Publikation in der Deutschen Nationalbibliografie; detaillierte bibliografische Daten sind im Internet über http://dnb.d-nb.de abrufbar

Inhalt

Einleitung und Gebrauchsanweisung **8**

1. Theoretischer Hintergrund **18**

1.1 Die Neurobiologie 18
1.2 Das vegetative Nervensystem 24
1.3 Erkenntnisse aus der Psychoneuroimmunologie 35
1.3.1 Wie reagiert der Körper auf Stress? 36
1.3.2 Wie funktioniert das Immunsystem? 37
1.3.3 Wie wirken positive Gefühle? 42

2. Prozess- und Embodimentfokussierte Psychologie PEP nach Dr. Michael Bohne **46**

2.1 Die Überkreuzübung 50
2.2 Die Selbststärkungsübung 53
2.3 Die Klopfübung 56
2.4 Die Lösungsblockaden 59

3. Epigenetik, Placebo- und Noceboeffekt und die Macht der inneren Bilder **63**

3.1 Die Epigenetik 63
3.2 Der Placeboeffekt 65

4. Selbsthypnose und Imagination **71**

4.1 Die Wirkung von Hypnose und Imagination 71
4.2 Anregungen zur Selbsthypnose 74

5. Der Weg der Achtsamkeit – Meditation, Achtsamkeitstraining nach John Kabat-Zinn und Hatha-Yoga 84

5.1 Meditation – Wirkung und Anleitung 84
5.2 Das Achtsamkeitstraining 87
5.3 Hatha-Yoga 94
5.4 Die Effekte 95

6. Die Therapie – Umgang mit Risiken und Nebenwirkungen 97

7. Die Gefühle 108

7.1 Umgang mit Ängsten und negativen Gedankenspiralen 109
7.2 Optimismus und Pessimismus – Schutz vor depressiven Reaktionen 116
7.3 Umgang mit Ärger, Wut und Ohnmacht und die Kraft des Verzeihens 123

8. Umgang mit dem Thema »Tod« und der Angst zu sterben 133

8.1 Wie habe ich das Sterben eines anderen bisher erlebt? 135
8.2 Welche Vorstellung habe ich davon, wohin man geht, wenn man stirbt? 137
8.3 Wie können wir das Sterben heute für uns gestalten? 141

9. Familie, Partnerschaft, Sexualität, Scham 147

9.1 Die Betroffenheit von Partner, Familie und Freunden 147
9.2 Der Umgang mit Kindern 149
9.3 Körperliche Veränderungen und Scham 151

10. Positive Psychologie **156**

10.1 Resilienz, Ressourcen und Stärken 156
10.2 Die fünf Freiheiten nach Virginia Satir 165
10.3 Sport 169
10.4 Sinn und Spiritualität 170

11. Gedanken am Ende unseres gemeinsamen Weges **175**

Dank **177**

Wichtige Adressen und Links **178**

Literatur **180**

Über die Autorin **183**

Einleitung und Gebrauchsanweisung

Während ich auf meine Routinemammografie wartete, kam eine Patientin aus dem Untersuchungszimmer. Sie wirkte sehr nervös und unruhig. Ich dachte darüber nach, ob sie wohl einen auffälligen Befund bekommen hatte. Wie fühlt sich das an, wenn man mit dem Verdacht auf eine Krebserkrankung aus dem Untersuchungsraum kommt? Eine halbe Stunde später wusste ich es. Bei der ergänzend durchgeführten Sonografie hatte sich ein 0,8 cm großer kontrollbedürftiger Herdbefund in meiner linken Brust gezeigt. Nach Aussage der Radiologin war der Befund suspekt, sodass eine Biopsie gemacht werden musste.

Mein erster Gedanke war: »Das kann doch nicht wahr sein! Bitte nicht, nicht jetzt, wo mein Leben gerade wieder im Gleichgewicht ist. Was kommt da auf mich zu?« Ich spürte den Schreck im ganzen Körper, meine Muskeln waren angespannt, mein Herz klopfte bis zum Hals, ich versuchte, die Fassung zu bewahren, mich selbst zu beruhigen, und sagte mir: »Warte erst einmal ab, vielleicht irrt sie sich, in der Mammografie war ja nichts zu sehen.« Ich spürte Weglauftendenzen, spielte kurz mit dem Gedanken, den Rat der Radiologin zu ignorieren. Was würde das bringen? Ich wollte mich der Situation stellen und wusste, ich würde das irgendwie schaffen. Zehn Tage später bestätigte die Histologie, dass ich Brustkrebs hatte, vier Wochen danach begann die Chemotherapie.

Ich musste mich damit auseinandersetzen, plötzlich aus heiterem Himmel schwer krank zu sein, obwohl ich mich fit und gesund fühlte. Die Erkenntnis, dass ich meinen Körper nicht kontrollieren konnte, dass ich trotz gesunder Ernährung, regelmäßigem Sport und Yoga an Krebs erkrankt war, verunsicherte mich. Ich war froh und dankbar, dass ich den über die vielen Jahre meiner psychoonkologischen Tätigkeit entstandenen großen Schatz an Techniken, hilfreichen Methoden, Ideen und Gedanken nutzen konnte, um die belastende Zeit in möglichst gutem körperlichen und seelischen Gleichgewicht durchzustehen. Ich hatte insgesamt sehr viel Glück, denn der Tumor war noch klein, als er zufällig bei der Vorsorgeuntersuchung entdeckt wurde. Natürlich fragte ich mich, genau wie die meisten anderen Betroffenen, wieso ich krank geworden war. Ich hatte gesund gelebt, lief täglich 6 km mit meinem Hund, machte regelmäßig Yoga, hatte einen treuen Freundeskreis und einen Beruf, der mir Freude machte.

Hatte mein Brustkrebs etwas mit den außergewöhnlichen Belastungen der vergangenen Jahre zu tun? Ich wusste es nicht. Ich hatte bei vielen meiner Patienten gesehen, dass sie in der Zeit vor ihren Erkrankungen auf den unterschiedlichsten Ebenen erheblich gestresst gewesen waren. Nun bekommt natürlich nicht jeder, der Stress hat, Krebs. Menschen reagieren darauf individuell unterschiedlich. Der eine bekommt ein Magengeschwür, die nächste Rückenschmerzen. Auch Bluthochdruck, Darmbeschwerden, ständige Infekte sowie Burnout usw. können bei Dauerstress auftreten. Wir wissen allerdings heute durch die Erkenntnisse der Psychoneuroimmunologie, dass Stress sich auf das Immunsystem auswirkt. Doch dazu später mehr.

Nachdem ich die Krankheit jetzt gut überstanden habe, reifte in mir der Wunsch, mein Wissen mit all denen zu teilen, die ebenfalls betroffen sind. So entstand, auch angeregt durch meine Patienten und Patientinnen, die Idee, dieses Buch zu schreiben, das alle meine Erfahrungen und die wirksamen Techniken aus 20 Jahren psychoonkologischer Begleitung beinhaltet.

Zunächst möchte ich Ihnen das Wesen der psychoonkologischen Therapie erklären. Auf dem Infoblatt des Deutschen Krebsforschungszentrums zu psychoonkologischen Hilfen steht: »Die sogenannte Psychoonkologie befasst sich mit den Auswirkungen von Krebserkrankungen auf die Seele und den Lebensalltag. Psychoonkologische Angebote sollen Betroffene unterstützend begleiten. Ziel dabei ist es, Belastungen im Rahmen des Möglichen zu reduzieren, persönliche Kraftquellen zu finden und neue Perspektiven zu entwickeln.« Die Psychoonkologie kann dabei unterstützen, sich mit der Erkrankung und ihren Folgen auseinanderzusetzen, sich zu stabilisieren, Hoffnung und Sinn zu finden.

(Adressen für Psychoonkologen finden Sie auf der Homepage des Krebsinformationsdienstes www.krebsinformationsdienst.de)

Ein wesentlicher Wirkfaktor von Psychotherapie ist die vertrauensvolle Beziehung zwischen Patient und Therapeut. Daher kann das Buch keine Therapie ersetzen. Es bietet Ihnen jedoch Denkanstöße und zeigt Ihnen auf, welche Themen wichtig sind. Es hilft Ihnen dabei, das Zusammenspiel von Körper, Seele und Geist zu erkennen und zu verstehen. Es regt dazu an, sich mit sich selbst auseinanderzusetzen, sich selbst und die eigenen Gefühle besser zu verstehen, sich selbst bewusster zu werden. Sie lernen Methoden kennen, mit denen Sie sich selbstwirksam beruhigen können und solche, die Ihnen helfen, mit belastenden Gefühlen umzugehen. Sie erhalten Anregungen zur Verbesserung Ihrer Lebensqualität. All das können Sie für sich entdecken, eventuell gemeinsam mit Ihren Angehörigen, und ausprobieren, was davon für Sie persönlich hilfreich ist. So kann das Buch Hilfe zur Selbsthilfe sein.

Ich möchte Ihnen Einblick in einige therapeutische Möglichkeiten geben, auch um die bei vielen immer noch bestehende Scheu vor einer psychoonkologischen Begleitung zu reduzieren. Eine Therapie, egal ob es eine Einzel-, eine Gruppen- oder eine Paartherapie ist, kann den Weg durch die Krankheit deutlich erleichtern. Vor allem für die Klärung alter belastender Themen und die Auflösung von unangenehmen Gefühlen ist eine therapeutische Unterstützung oft sehr wertvoll.

Die Konfrontation mit der Krebserkrankung ist nicht nur körperlich, sondern auch seelisch eine große Herausforderung. Die Diagnose wirkt trotz der vielen Weiterentwicklungen, der erfolgreichen neuen Therapiemöglichkeiten und der inzwischen teilweise guten Heilungschancen oft immer noch wie ein Schock. Die erforderliche Therapie bedeutet zunächst erhebliche Beeinträchtigungen, die nicht nur den Erkrankten persönlich, sondern auch die Familie, das berufliche Umfeld und den Freundeskreis betreffen. Dass in dieser Situation Gefühle wie Angst, Hilflosigkeit und Mutlosigkeit, Verzweiflung, aber auch Trauer, Wut und Scham auftreten können, ist nachvollziehbar. Die Unterstützung durch Familie und Freunde, Selbsterfahrungsgruppen oder Psychoonkologen ist bei der Bewältigung der Krankheit wohltuend. Wie hilfreich es ist, die negativen belastenden Gefühle anzuschauen, zu verstehen und zu bearbeiten, zeigte sich bei meinen Patienten immer wieder. So konnten sie sich stabilisieren und Wege finden, das Leben mit und auch nach der Erkrankung möglichst selbstbestimmt neu zu organisieren. Die Lebensqualität verbesserte sich.

Die Ursache für die Erkrankung an Krebs ist immer multifaktoriell, das heißt, wir können nie sagen, welcher von vielen möglichen Faktoren oder welche Kombination von Faktoren im Einzelfall die Krankheit ausgelöst hat. Umwelteinflüsse, belastende Lebenserfahrungen und Traumatisierungen, die Ernährung, Bewegungsmangel, Übergewicht, Rauchen, Alkoholgenuss, Viren und auch einfach ein unglücklicher Zufall können die Erkrankung verursachen. Wir wissen es bis heute nicht genau. Auch wenn unter Rauchern z. B. Lungenkrebs gehäuft vorkommt, gibt es doch auch Menschen, wie z. B. Helmut Schmidt, die ihr Leben lang intensiv rauchen und trotzdem gesund bleiben. Wir können also im Einzelfall nur immer vermuten, was zu der Erkrankung geführt hat, wirklich wissen werden wir es nicht. Trotzdem entwickeln nicht wenige eine eigene Theorie dazu, warum die Krankheit bei ihnen entstanden ist. Häufig ist das hilfreich, weil man damit dem Krebs eine Art individuellen Sinn geben kann. Jede Erkrankung ist unterschiedlich, so unterschiedlich wie die davon betroffenen Menschen.

Damit Sie sich selbst, Ihren Körper und seine Reaktion auf Stress und Gefühle besser verstehen können, werden wir uns im ersten Abschnitt zunächst mit dem Gehirn und seiner Funktion beschäftigen. Dann möchte ich Sie mit den Reaktionen des vegetativen Nervensystems sowie mit der Polyvagal-Theorie nach Stephen Porges bekannt machen. Stephen Porges entdeckte, dass der Vagusnerv in unserem vegetativen Nervensystem aus einem vorderen und einem hinteren Anteil besteht. Der vordere Vagusast ist immer dann aktiv, wenn wir uns sicher fühlen. Umgekehrt fördert das Gefühl der Sicherheit die Aktivität des vorderen Vagus. Das wiederum wirkt sich positiv auf unser Immunsystem aus, wir können uns entspannen und erholen. Ich werde Ihnen Möglichkeiten aufzeigen, den vorderen Vagus anzuregen und damit Ihr Sicherheitsgefühl bewusst zu stärken.

Der Einfluss von Stress auf die Entstehung von Krebs ist bisher nicht wissenschaftlich erwiesen. Sicher und wissenschaftlich bewiesen im Rahmen der Psychoneuroimmunologie ist jedoch der Einfluss von Stress auf das Immunsystem, das eng mit unserem vegetativen Nervensystem verbunden ist. So beeinflussen Körper, Seele und Geist sich gegenseitig. In jeder emotional belastenden Situation wird das vegetative Nervensystem aktiv. Es steuert unwillkürlich, ohne dass wir darüber nachdenken müssen, unsere inneren Organfunktionen so, wie wir das gerade situativ brauchen. Aus dem noch jungen Forschungsgebiet der Psychoneuroimmunologie, der Wissenschaft darüber, wie die Seele über das Nervensystem das Immunsystem beeinflusst, wissen wir, dass Stress sich negativ auf unser Immunsystem auswirkt. Wenn dagegen der Stresspegel gesenkt wird und wir uns wohlfühlen, schüttet das Gehirn positiv wirkende Botenstoffe aus. Körper, Seele und Geist kommen auf heilsame Art ins Gleichgewicht, der Körper kann sich erholen. Die wesentlichen Grundlagen der Psychoneuroimmunologie werde ich Ihnen in einem eigenen Kapitel kurz erläutern.

Wegen der Wechselwirkung zwischen Psyche und Immunsystem ist es förderlich, bei allen seelischen und körperlichen Belastungen möglichst viel dafür zu tun, dass man zur Ruhe und zu sich selbst kommt, denn das stabilisiert und macht handlungsfähiger. Hierzu bieten sich verschiedene Entspannungstechniken an. So führen z. B. die Überkreuzübung und die Klopftechniken aus dem PEP nach Dr. med. Michael Bohne, die Entwicklung von passenden unterstützenden Bildern mit Selbsthypnose bzw. Hypnose, Achtsamkeitstraining nach Jon Kabat-Zinn, Meditation, Yoga und ähnliche Techniken dazu, dass der Körper und die Seele sich entspannen. Hierdurch kommt auch das Immunsystem ins Gleichgewicht, was sich wiederum förderlich auf die Gesundheit und das Wohlgefühl auswirkt. Auf diese Methoden werde ich im Buch näher eingehen.

Die Phase der Therapie, ganz gleich, ob es sich um die akute Therapie nach der Diagnose oder um eine Dauertherapie nach einem Rezidiv handelt, ist belastend und kräftezehrend. Wie Sie hier verschiedene Techniken einsetzen können, um die Zeit möglichst gut zu überstehen, finden Sie in dem betreffenden Kapitel, in das auch meine eigenen Erfahrungen einfließen.

Wann immer wir in verunsichernden Situationen sind, und die Konfrontation mit der Krebserkrankung ist das in einem hohen Maße, entwickeln wir oft die Tendenz zum Grübeln bzw. zu sorgenvollen Gedankenschleifen. Aus dem Wunsch heraus, uns abzusichern, geraten wir dann schnell in eine Kaskade von negativ erdachten Szenarien, die erneut verunsichernd wirken. Fatalerweise entstehen aus dieser Verunsicherung neue Ängste. Ich werde Ihnen neben PEP auch Grübel-Stopp, eine weitere hilfreiche Technik zur Unterbrechung dieser Denkmuster, beschreiben. Menschen mit pessimistischer Sicht auf die Welt leiden in Krankheits- und Krisensituationen oft mehr als andere. Eine Änderung der Perspektive und der Abschied von alten Denkweisen und Vorstellungen über sich selbst und die Welt ist hier entlastend. Wut und Groll sind unangenehme Gefühle, die wir oft schon lange mit uns herumtragen. Sie nehmen uns die Freude. Häufig haben sie nicht nur mit der aktuellen Situation, sondern auch mit alten Verletzungen oder kränkenden Erlebnissen zu tun. Wir können sie auflösen und loslassen, indem wir anderen bzw. – bei Selbstvorwürfen – uns selbst verzeihen. Das ist sehr befreiend. Auch diesem Thema möchte ich einen Abschnitt widmen.

Krebs ist auch heute noch mit der Angst zu sterben, einer unserer Grundängste, eng verbunden. Das Thema Tod und Sterben sowie der Umgang damit wird in einem eigenen Kapitel bearbeitet.

Eine weitere Passage widmet sich den Angehörigen. Nicht nur die Erkrankten selbst, sondern auch ihre Familien und Freunde sind von der Krankheit betroffen, häufig sehr belastet. Auch sie müssen sich mit allen dazugehörigen Gefühlen auseinandersetzen. Für manche ist es leicht, über die damit verbundenen Gefühle zu sprechen, anderen fällt es schwer. Ich gehe auch auf den Umgang mit Kindern ein, denn es besteht oft eine große Unsicherheit, ob und wie man dieses schwierige Thema mit Kindern kommunizieren kann bzw. soll.

In Kapitel 10 über die positive Psychologie geht es darum, die eigenen Fähigkeiten und Stärken zu finden, denn das fördert die Resilienz, unsere Widerstandskraft. Optimismus, realistisches Denken sowie ein aktiver Umgang mit dem, was ist, helfen uns, besser durch herausfordernde Lebensphasen zu kommen. Wenn wir hoffen, statt uns zu ängstigen, wenn wir den Fokus zuversichtlich auf etwas Gutes lenken und uns unsere Stärken bewusst machen, dann fühlen wir uns wohler. Ein weiterer wichtiger Aspekt ist, dass wir die Dinge so erleben, wie wir sie bewerten. Manche in der Kindheit und Jugend erlernten Handlungs- und Bewertungsmuster wirken noch im Erwachsenenalter nach und hindern uns daran, selbstbestimmt und selbstfürsorglich zu leben. Es ist oft sehr befreiend, diese alten Muster zu überprüfen, sie anzupassen und eventuell zu verändern. Sollten Sie in ihrem Leben etwas gravierend Belastendes erlebt haben oder einen anhaltenden Konflikt aus der Kindheit oder aus der Vergangenheit haben, kann es nützlich sein, das Thema mit therapeutischer Unterstützung anzuschauen und zu bearbeiten. Solche anhaltenden Konfliktthemen rauben oft viel Energie und hindern uns daran, in Ruhe zu uns selbst zu kommen.

Wenn man die Diagnose Krebs bekommt, scheint das Leben auf dem Kopf zu stehen. Manchmal kann eine Krise eine Chance im Leben werden, dazu führen, vielleicht endlich einmal das zu ändern, was man schon lange ändern wollte.

Gute Lebensqualität und Stressreduktion sind wichtig für unser körperliches und seelisches Gleichgewicht. Jeder kann auf dem Boden seiner Erfahrungen seinen eigenen Weg durch die Krankheit finden, mit dem Ziel, eine gute, zumindest eine bessere, Lebensqualität zu erreichen. Wir können herausfinden, was uns stärkt, was uns Freude macht, welche Fähigkeiten uns bisher geholfen haben, belastende Lebensphasen zu bewältigen, und welche Stärken daraus erwachsen sind.

Ich möchte Ihnen mit diesem Buch einerseits durch Erklärung des theoretischen Hintergrundes ermöglichen, sich selbst, Ihre Gefühle und deren Wirkung auf den Körper besser zu verstehen, und Ihnen andererseits Denkanstöße geben, die neue Perspektiven eröffnen. Ich gebe Ihnen sozusagen einen Korb voller Möglichkeiten an die Hand, aus dem Sie für sich das auswählen können, was Sie persönlich auf angenehme Weise bei der Bewältigung der anstehenden Herausforderungen unterstützt.

Diagnosen und Krankheitsverläufe sind unterschiedlich. Manche sind schwerer, andere leichter. Jeder Mensch geht auf dem Boden seiner bisherigen Lebenserfahrungen mit der Erkrankung auf seine eigene Weise um, es gibt kein Patentrezept. Jeder kann herausfinden, was im Einzelfall guttut.

Das Buch ist so geschrieben, dass Sie es auch kapitelweise lesen können. Falls Sie sich gerade in einer Phase mit starker Verunsicherung und Angst befinden und deswegen Schwierigkeiten haben, sich zu konzentrieren, ist es sinnvoll, das erste, eher theoretische Kapitel über die Neurobiologie später zu lesen. Mit den am Ende von Abschnitt 1.2 beschriebenen Techniken, PEP nach Dr. Michael Bohne oder auch den in Kapitel 7 beschriebenen Methoden zum Umgang mit belastenden Gefühlen könnten Sie zunächst versuchen, den Stress zu reduzieren und etwas zur Ruhe zu kommen. Die Kapitel über den theoretischen Hintergrund, die wichtig sind, um sich selbst und das Zusammenspiel von Körper und Seele zu verstehen, können Sie dann später lesen.

Im Durchgang durch das Buch habe ich für Sie verschiedene »Einkehrmöglichkeiten« geschaffen. An diesen Stellen lade ich Sie ein, innezuhalten, sich Zeit zu nehmen, um zu sich selbst zu kommen. Während schöne Bilder aus der Erinnerung auftauchen, können Sie zur Ruhe kommen und Energie tanken.

Noch ein Hinweis: Ich benutze im Text der Einfachheit halber immer nur eine Geschlechtsform. Gemeint sind jedoch immer beide.

Jetzt wünsche ich Ihnen viel Freude und Erfolg dabei, ein ganzheitliches Verständnis für Ihren Körper, Ihre Gefühle sowie Ihre Gedanken zu bekommen und herauszufinden, was Sie und Ihre Seele brauchen, um möglichst hoffnungsvoll und gestärkt Ihren eigenen Weg mit der Erkrankung zu gehen.

Der Weg

Mal breit und bequem,
mal schmal und steinig.
Gerade, gewunden, bergauf und bergab.
Verschlungene Pfade durch Wälder und Wiesen.
Überraschende Ausblicke,
duftende Blumen am Wegesrand.
Sonne, Regen, Hitze, Kälte, wohlige Wärme,
stürmische Winde und sanfte Brisen.
Manche Wegstücke scheinen unüberwindbar,
sind kraftzehrend.
Andere gehen sich frei und leicht, fröhlich, beschwingt.
Es gibt dunkle Strecken, feuchte, glatte,
solche im Nebel, steinige
und helle, sonnenbeschienene.

Gehen befreit,
ganz im Augenblick, ganz auf die eigene Weise,
Schritt für Schritt,
vergehen auch anstrengende,
herausfordernde Wegstrecken.
Mal braucht man Kraft und Hilfe,
mal ist es gut, langsam zu gehen oder
innezuhalten, auszuruhen, sich zu orientieren,
Hindernisse aus dem Weg zu räumen.
Je beschwerlicher es ist, umso besser ist es,
aufmerksam einen Fuß vor den anderen zu setzen, besonders bergab.
Auch langsam geht es voran, manchmal schneller als man dachte.

Weggefährten begleiten uns,
wir treffen sie, verlieren sie aus den Augen,
treffen sie wieder, gehen Strecken gemeinsam.
Manche grüßen im Vorübergehen, bleiben fremd.
Andere unterstützen uns, zeigen uns den Weg,
freundlich, hilfsbereit.
Einige treue Begleiter sind immer da, ganz selbstverständlich.
Wir teilen Freud und Leid,
tauschen Erfahrungen aus,
freuen uns über die gemeinsam bewältigte Herausforderung.

Der Weg ist wie das Leben –
gehen wir ihn,
jeder den eigenen,
auf seine ganz eigene Weise,
im eigenen Tempo,
selbstfürsorglich, mit Zuversicht,
guter Achtsamkeit und frischem Mut.

C. van Eys, 2006 – Erfahrungen vom Jakobsweg

1. Theoretischer Hintergrund

Zu Beginn möchte ich Ihnen einiges über die Funktionsweise unseres Gehirns, die Wirkungsweise unseres vegetativen Nervensystems sowie über die Auswirkungen dieses Nervensystems auf unseren Körper und unser Immunsystem erklären. Das ist mir wichtig. So können Sie zum einen die Reaktionen Ihres Körpers auf Ihre Gefühle, zum anderen die Wirkungsweise einiger im Folgenden erklärten Techniken besser verstehen. Damit wird auch noch einmal deutlich, warum es so wichtig ist, die Seele mit einzubeziehen.

Je nachdem, wie es Ihnen gerade geht und wie gut Sie sich in Ihrer momentanen Situation konzentrieren können, kann es sinnvoll sein, dieses überwiegend theoretische Kapitel erst einmal zu überschlagen und es zu einem späteren Zeitpunkt zu lesen, wenn Sie ruhiger sind.

1.1 Die Neurobiologie

Unser Gehirn ist der Sitz unseres Denkens, Fühlens und Handelns. Es ist eng mit dem Körper verbunden, steuert seine Funktionen. Ganz grob gesagt besteht es im Wesentlichen aus drei Anteilen, die entwicklungsgeschichtlich unterschiedlich alt sind. Die älteste Schicht ist der Hirnstamm, das sogenannte Reptiliengehirn. Dort sitzen die Reflexe und die Instinkte. Viele Abläufe im Körper, wie z. B. Atmung, Blutdruck, Herzfrequenz und Muskelspannung werden von hier aus geregelt. Das limbische System im Mittelhirn, der zweitälteste Teil, kommt auch bei Vögeln und Säugetieren vor. Es ist Sitz der Gefühle, der Stimmungen, von Ausdruck und Anpassungsreaktionen. Hier sitzt auch unsere Stresszentrale. Die Großhirnrinde ist der entwicklungsgeschichtlich jüngste Teil, der auch Primatengehirn genannt wird. Sie steuert u. a. unser bewusstes Erleben, das Denken und Erinnern, die Sprache, die Handlungsplanung, die Art und Weise unserer Bewertung und die willkürliche Bewegung.

Alle drei Systeme sind miteinander verbunden und beeinflussen sich gegenseitig. Ist z. B. bei Angst und Stress, aber auch bei Schmerzen, das limbische System stark aktiviert, dann funktioniert die Verbindung zur Großhirnrinde nicht mehr so gut. Wir können weniger gut planen, die Konzentration lässt nach, wir sind vergesslicher. Das kennen die meisten aus eigener Erfahrung. Wer hatte nicht schon einmal stressige Phasen, in denen man sich alles aufschreiben muss, manchmal drei Dinge gleichzeitig beginnt, zwischendurch überlegt, was man gerade tun wollte usw.

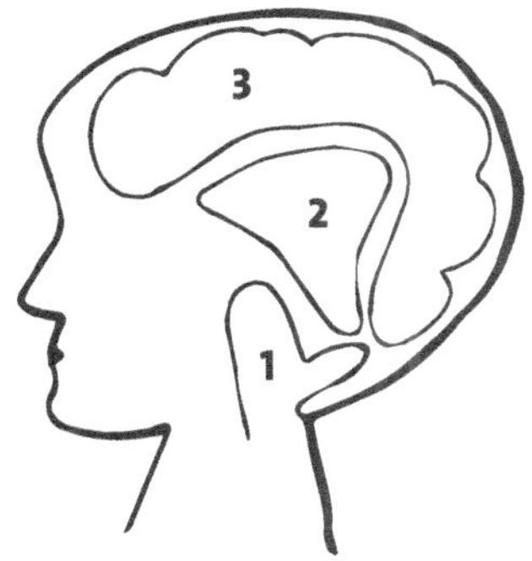

Abbildung 1.1: *1 = Stammhirn, 2 = limbisches System, 3 = Großhirnrinde*

Es gibt jedoch nicht nur die Verknüpfungen der einzelnen Gehirnteile untereinander. Das Gehirn als Ganzes steht in engem Kontakt mit dem Körper. Neben Nervenbahnen, die vom Gehirn zum Körper führen, gibt es solche, die in der Gegenrichtung verlaufen. Die Zellen des Körpers und die des Gehirns sind über diese Bahnen miteinander verknüpft und beeinflussen sich gegenseitig. Auch das vegetative Nervensystem, bestehend aus dem Sympathikus- und dem Vagusnerv, verbindet das Gehirn mit dem Körper. So können wir uns z. B. bei stärkeren körperlichen Schmerzen oder bei Übelkeit nicht mehr so gut konzentrieren. Das klare Denken fällt uns schwerer. Umgekehrt wirkt sich Angst durch Aktivierung des Stresszentrums im limbischen System und die dadurch ausgelöste Ausschüttung von Stresshormonen nicht nur auf unsere Konzentration, sondern auch körperlich aus. Die

Stresshormone beeinflussen den Körper. Das Herz schlägt schneller, der Atem stockt und die Muskeln sind angespannt.

Während wir heranwachsen (Hüther 2011), entwickeln sich Körper und Gehirn in enger Wechselwirkung. Im Laufe der Zeit entstehen so in Abhängigkeit von unserer Umgebung, unseren Bezugspersonen und unseren Erlebnissen ganz persönliche Netzwerke, Verknüpfungen von Nervenzellen miteinander. In einem freundlichen Umfeld bilden sich andere Muster aus als in einer feindlichen Umgebung. Man kann sagen, dass sich für alle möglichen Beziehungen, Situationen und Erlebnisse im Gehirn Nervennetzwerke bilden. Alle Gefühle, die schönen und die unangenehmen, die, die wir genießen, die, unter denen wir leiden, und die, die wir aufgrund der Lebensumstände, der Bezugspersonen und des Umfeldes abwehren müssen, werden im Gehirn gespeichert. Auch im Körper bleiben sie in Form von Muskelspannung, Atemmustern und Körperhaltung bewahrt. Vor allem Gefühle wie Angst, Ohnmacht, Hilflosigkeit, Ablehnung und Entwertung werden im Körper gespeichert und bleiben oft ein Leben lang in Gestalt einer verkrampften Körperhaltung oder muskulären Anspannung sichtbar bzw. spürbar. Auch Erlebnisse aus den ersten drei Lebensjahren, an die wir uns in der Regel nicht bewusst erinnern können, machen sich über Körpersignale bemerkbar. Immer dann, wenn wir im Leben in ähnlich empfundene Situationen kommen, aktivieren diese Muster sich. So erklärt sich auch, warum manche Menschen bei Stress immer wieder mit Muskelschmerzen, oft im Bereich des Rückens, reagieren. Andere bekommen Bauchschmerzen, im Extremfall ein Magengeschwür oder einen Reizdarm, wieder andere werden zittrig oder bekommen Herzrhythmusstörungen. Das ist manchmal irritierend, weil wir diese Reaktionen mangels bewusster Erinnerung nicht einordnen können.

In Bezug auf die Krebserkrankung kann das bedeuten, dass die hiermit verbundenen Gefühle von Angst und Ohnmacht bereits bestehende alte Netzwerke dieser Empfindungen mit aktivieren. Dadurch fühlt man sich dann eventuell noch schlechter. So wird z. B. die aktuelle Angst durch eine reaktivierte alte Angsterfahrung und die damit verbundene Körperreaktion verstärkt. Hinzu kommt, dass unsere Gefühle von unseren Gedanken und Bewertungsmustern beeinflusst werden. Die Art und Weise, wie wir denken, führt zur Ausbildung von Netzwerken im Gehirn. Diese werden umso fester und intensiver, je häufiger wir bestimmten Gedanken oder Bewertungen nachgehen. Je negativer wir uns selbst, unsere Mitmenschen oder auch die Gegebenheiten bewerten, umso negativer fühlen wir uns. Sind unsere Denkmuster dagegen positiv, dann fühlen wir uns wohl.

Die gute Nachricht ist, dass das Gehirn ein Leben lang veränderbar bleibt. Verbindungen, die wir nicht nutzen, können sich auflösen und andere, die wir vermehrt nutzen, verstärken sich. Das heißt aber auch, dass wir uns unser Leben lang neu strukturieren können. Wir können unsere Denkmuster überprüfen und sie verändern. Dazu finden Sie mehr in Kapitel 7, wo es um die Gefühle geht. Aber nicht nur durch eine neue Art zu denken, auch durch Änderung der Körperhaltung können wir die darin abgespeicherten Gefühlsmuster beeinflussen. Wir alle haben schon einmal Angst gehabt und kennen die dazugehörige typische Körperhaltung mit eingezogenem Brustbein und nach vorne gezogenen Schultern. Manche haben als Kind Angst gehabt, in den Keller zu gehen. Oft gab es dann den Rat, dabei zu singen. Wenn wir singen, öffnet sich der Brustkorb, die Schultern gehen zurück, wir richten uns auf. Diese aufrechte Haltung ist im Gehirn mit dem Gefühl von Sicherheit verknüpft. Dabei reduziert sich automatisch die Angst. So können wir mit Hilfe von Körpertechniken, wie z. B. Yoga an unseren Körpermustern arbeiten und auf diesem Wege auch unsere neuronalen Netzwerke für Gefühle beeinflussen.

Unser vegetatives Nervensystem besteht aus dem Sympathikus- und aus dem Vagusnerv. Es ist bekannt, dass 80 % der Vagusfasern vom Körper zum Gehirn führen, was erklärt, dass wir durch Veränderungen im Körper unser vegetatives Nervensystem beruhigen können. Bessel van der Kolk (2015) beschreibt das in seinem Buch *Verkörperter Schrecken*. Die positiven Wirkungen von Yogaübungen sind inzwischen auch bei traumatisierten Patienten nachgewiesen worden. Dabei werden, gekoppelt an die Atmung, verschiedene Körperhaltungen bzw. ruhige Bewegungen durchgeführt.

Yoga bringt unser vegetatives Nervensystem ins Gleichgewicht, es hilft uns, den Körper und die körperlichen Haltungsmuster besser wahrzunehmen und zu verändern, es aktiviert über die Verlangsamung der Atmung das Sicherheitsgefühl. Daneben hilft Yoga uns dabei, besser mit uns selbst in Kontakt zu sein, es aktiviert das Selbstsystem im Gehirn. Wenn wir positive Gefühle oder Haltungen immer wieder hervorrufen, dann verändert sich schließlich die alt eingefahrene Körperhaltung und mit ihr das Selbstgefühl.

In unserem Körper laufen ständig auf allen möglichen Ebenen ganz von alleine Prozesse zur Selbstregulation ab (Esch 2015). Diese haben das Ziel, Körper und Seele immer wieder ins Gleichgewicht zu bringen. Durch Techniken wie Yoga können wir diese Vorgänge bewusst unterstützen und so Gesundheit und Zufriedenheit fördern.

Nicht nur der Körper, auch Sinneseindrücke wie Gerüche, Geräusche, Geschmack usw. sind mit den unterschiedlichsten Gefühlen eng verbunden. Alle unsere Empfindungen, sowohl positive als auch negative, haben eine Wirkung auf das limbische System im Mittelhirn. Von da aus beeinflussen sie über das vegetative Nervensystem unsere Organfunktionen.

Die Reaktionen im vegetativen Nervensystem laufen unwillkürlich passend zu der jeweiligen Situation ab. Wir können und brauchen sie nicht zu steuern. Sie werden ausgelöst durch Wahrnehmungen unserer Sinnesorgane. Abhängig davon, mit welchen Erinnerungen diese Sinneswahrnehmungen verknüpft sind, rufen sie ganz von selbst bestimmte Gefühle hervor. Gerüche, wie z. B. der nach frisch gebackenem Kuchen, sind für viele eng verbunden mit Erinnerungen an bestimmte Erlebnisse. Das kann so weit gehen, dass wir uns in etwa so fühlen wie damals, als wir diesen Kuchen gerochen und gegessen haben. Auch kann uns beim Hören einer speziellen Musik das Herz vor Freude hüpfen, andere Melodien lösen Traurigkeit aus. Manche Geräusche lassen uns den Schreck in die Glieder fahren. Oft genügt auch schon der Gedanke daran. So läuft den meisten von uns, alleine bei der Vorstellung vom Quietschen der Kreide auf der Tafel, ein Schauer den Rücken hinunter. Stellen wir uns vor, in eine Zitrone zu beißen, läuft uns das Wasser im Mund zusammen. Bei all diesen Reaktionen spielt das limbische System im Mittelhirn eine große Rolle.

Alle Denkmuster, die negativen und die positiven, setzen sich mit der Zeit in unserem Gehirn fest. Die dazugehörigen Nervenbahnen verstärken sich. Wenn wir ständig auf unangenehme Erlebnisse und Erfahrungen fokussiert sind, dann stehen wir unter Dauerstress und erleben unser Leben eher negativ und sorgenvoll, der Körper ist angespannt. Wir haben jedoch die Möglichkeit, unser Denken zu steuern. So können wir hier versuchen, bewusst regulierend einzugreifen. Indem wir unsere Aufmerksamkeit weg von den negativen Erlebnissen auf etwas Positives, das auch immer da ist, lenken, fördern wir unser körperlich-seelisches Gleichgewicht. Oft reicht es aus, sich auf schöne Ausblicke in die Natur, ein nettes Foto, eine freundliche Begegnung, eine glückliche Erinnerung oder eine angenehme Musik zu konzentrieren. Auch hoffnungsvolle Gedanken und Vorstellungen in Bezug auf eine Situation in der Zukunft helfen aus den negativen Gefühlen heraus. Dabei müssen diese Gedanken noch nicht einmal ausgeprägt positiv sein, es reicht, wenn sie realistisch sind. Manchmal, vor allem nach traumatischen Erlebnissen, kann das schwierig sein. Bei anhaltenden negativen Gefühlen, wie Ärger, Groll, Verletzungen, Selbstvorwürfen usw., ist es daher empfehlenswert, diese mit Hilfe eines Therapeuten anzuschauen, zu bearbeiten und wenn möglich aufzulösen. Hierzu jedoch später mehr.

Oft glauben wir, wir könnten uns von den Fesseln der Vergangenheit, von alten Denkmustern und Erinnerungen nicht befreien, weil wir uns immer noch genauso daran gebunden fühlen wie damals und nicht bemerkt haben, dass wir inzwischen viele neue Fähigkeiten erlangt haben, die uns helfen könnten, ein freies selbstbestimmteres Leben zu leben.

Dazu möchte ich Ihnen eine Geschichte erzählen. Ich habe sie in Anlehnung an eine Idee von Jorge Bucay (2008) entwickelt. Das Original steht in dem Buch *Komm, ich erzähl dir eine Geschichte*:

»Als ich ein kleines Mädchen war, ging ich manchmal mit meinem Großvater in den Zirkus. Neben den Clowns begeisterten mich dort am meisten die Tiere und von diesen ganz besonders die Elefanten. Ihre Größe und ihre Kraft beeindruckten mich sehr. Als ich mit meinem Opa in der Pause zu den Tieren ging, stellte ich verwundert fest, dass die riesigen starken Elefanten lediglich mit einem Fuß an einem kleinen Pflock angekettet waren. Wie war es nur möglich, dass diese Tiere, die einerseits in der Lage waren, ganze Baumstämme anzuheben, sich andererseits nicht einfach von diesem Pflock losrissen? Auf der Suche nach einer Antwort fragte ich bei vielen Leuten nach, aber niemand kannte die Lösung des Rätsels. Vor einigen Jahren kam ich während einer Reise nach Thailand zu einer großen Elefantenfarm. Dort traf ich endlich jemanden, der mir meine Frage beantworten konnte. Die Zirkuselefantenbabys werden bereits kurz nach ihrer Geburt an einen Pflock gekettet. Der kleine Elefant ist noch zu schwach, um sich loszureißen. Er versucht es zwar, zieht und zerrt an dem Pflock, gibt dann den Versuch, sich zu befreien irgendwann vor Erschöpfung auf. Von da an ist er überzeugt, dass er nicht in der Lage ist, den Pflock herauszureißen. Selbst wenn er heranwächst und schließlich groß und stark ist, glaubt er in der Erinnerung an seine Ohnmacht in der Kindheit weiter, dass er zu schwach ist, um sich zu befreien. Das also ist die Erklärung, dachte ich, und konnte es endlich verstehen. Nur, weil er sich in der Kindheit ohnmächtig gefühlt hatte und gescheitert war, probierte der Elefant auch als Erwachsener nicht mehr, sich von seinem Pflock loszumachen. Dabei wäre es nun ein Leichtes für ihn, wenn er es nur mutig versuchen würde.

1.2 Das vegetative Nervensystem

Vom vegetativen Nervensystem war ja gerade schon die Rede. Da es einen wesentlichen Einfluss auf alle Abläufe in unserem Körper hat, möchte ich Ihnen seine Wirkungsweise etwas genauer erklären.

Es steuert, ohne dass wir darüber nachdenken müssen, ganz von selbst, immer genau passend unsere Körperfunktionen und sorgt so für normale gesunde Abläufe. Daher wird es auch autonomes Nervensystem genannt. Es ist, wie bereits beschrieben, eng mit unseren Gefühlen und unseren Sinneswahrnehmungen (Sehen, Hören, Schmecken, Riechen, Fühlen) verbunden.

Wenn wir ruhig und entspannt sind, laufen auch alle Prozesse dementsprechend ab. Geraten wir jedoch, ausgelöst durch die Umgebung, durch andere Menschen oder auch durch unsere Gedanken, in Situationen, die uns belasten oder sich gefährlich anfühlen, dann kommt es im autonomen Nervensystem zu den passenden reflexartigen Abläufen.

Wir kennen insgesamt drei verschiedene, immer automatisch ablaufende Reaktionen auf Stress und Angst, die sich am besten an Beispielen aus dem Tierreich erklären lassen. Immer dann, wenn wir eine Chance haben zu gewinnen oder uns dem Gegner ebenbürtig bzw. der Situation potentiell gewachsen fühlen, wie z. B. der Tiger, der auf den Löwen trifft, aktiviert unser vegetatives Nervensystem den Kampfmodus. Wenn wir keine Chance haben zu siegen, uns von den Umständen überwältigt fühlen, dann kommt es zur Fluchtreaktion, wie z. B. beim Hasen, der vor dem Fuchs davonläuft. Wenn wir in absoluter Lebensgefahr sind oder uns so fühlen, kommt es zur Erstarrung, zum Totstellreflex. Diesen können wir im Tierreich z. B. bei Gazellen beobachten, die von Löwen gejagt werden.

Der Kampf-Flucht-Reflex wird durch den aktivierend wirkenden Sympathikusnerv ausgelöst. Der Vagusnerv, dem normalerweise eher eine schützende beruhigende Wirkung zugesprochen wird, ist daneben auch für die Erstarrungsreaktion zuständig.

Ursprünglich kannte man nur diese beiden Anteile des autonomen Nervensystems. Stephen Porges (2017) fand dann heraus, dass es neben dem Sympathikus nicht nur einen, sondern zwei verschiedene Vagusstränge, nämlich einen vorderen und einen hinteren, gibt. Beide kommen aus dem Stammhirn, also dem entwicklungsgeschichtlich ältesten Teil unseres Gehirns.

Das vordere Vagussystem, das nur bei den Säugetieren existiert, enthält neben den vegetativen Fasern noch einige Hirnnerven. Darüber reguliert es die Muskulatur im Innenohr, den Gesichtsausdruck über die Gesichtsmuskulatur, die Stimme, das Schlucken, die Atmung und die Herzfrequenz. Dieses System ist nur dann aktiv, wenn wir uns sicher fühlen. Bei Aktivität des vorderen Vagus sind wir entspannt, Wohlgefühl macht sich breit, wir können gut mit anderen im Kontakt sein und kommunizieren. Die Aktivierung des vorderen Vagus fördert Gesundheit, Wachstum und Genesung. Neben dem Sicherheitsgefühl gehören auch Liebe, Freude und Geborgenheit zu den Gefühlen, bei denen der vordere Vagusast aktiv ist. Aus der Aktivierung des vorderen Vagus resultiert ein normaler physiologischer Zustand. Wir fühlen uns wohl, der Körper funktioniert auf gesunde Weise.

Sind wir jedoch in Lebensgefahr oder stehen unter extremem Stress, wird der hintere Vagus aktiv. Das geschieht auch, wenn wir eine Situation so bewerten, selbst wenn sie von außen betrachtet ganz harmlos wirkt. Der hintere Vagus fährt wesentliche Körperfunktionen herunter, um akut das Überleben zu sichern. Muskeltonus und Blutdruck fallen ab, im Extremfall kommt es zur Ohnmacht. Das möchte ich noch einmal an einem Beispiel aus dem Tierreich erklären. Wird eine junge Gazelle von einem Löwen bedroht, dann aktiviert sich zunächst der Sympathikus, sie flieht. Wenn sie dann vom Löwen gepackt wird, gerät sie durch die Aktivierung des hinteren Vagus in Erstarrung und schaltet ab. Sie wird ohnmächtig, der Körper erschlafft. Da Löwen keine Aasfresser sind, lässt der Löwe, wenn sich seine Beute plötzlich leblos anfühlt, diese eventuell fallen und wendet sich ab. So kann die Abschaltreaktion der Gazelle den Tötungsinstinkt des Löwen stoppen. Nachdem der Löwe sich entfernt hat, kann die Gazelle sich aufrappeln und zu ihrem Rudel zurückkehren. In diesem Fall hat die Erstarrungsreaktion eine wesentliche Bedeutung für das Überleben.

Der hintere Vagusnerv kommt immer dann zum Tragen, wenn wir uns so hilf- oder hoffnungslos fühlen, dass wir keinen Ausweg mehr sehen. Können wir nicht mehr kämpfen oder fliehen, kommt es zur Erstarrung. Wir ziehen uns zurück und schalten ab, sind sozusagen starr vor Schreck, haben das Gefühl, den Boden unter den Füssen zu verlieren. Hält die Bedrohungssituation an, kommt es zu einer Daueraktivierung des hinteren Vagus. Der Energiepegel ist niedrig, der Atem stockt, Muskeln und Gelenke schmerzen. Im Extremfall reagieren wir apathisch und introvertiert. Die Konzentration, die Erinnerungs- und die Entscheidungsfähigkeit sind reduziert. Die dabei auftretenden Gefühle von Trauer, Angst, Erschöpfung und Hoffnungslosigkeit begünstigen wegen der Immobilisation eine depressive Entwicklung

Die beiden Vagusäste verbinden das Gehirn mit den Organen im Körper. Der vordere Vagus ist unter anderem mit der Muskulatur des Kehlkopfes und des Gesichts sowie mit Herz und Lunge verbunden. Er wirkt auf diese beruhigend, stabilisierend. Der hintere Ast ist mit allen Organen im Bauchraum, aber auch mit Herz und Lunge vernetzt. 80 % der Nervenfasern des Vagus reagieren auf Sinnesreize (Geräusche, Gerüche, Gefühle, Geschmack, Bilder).

Sein Gegenspieler, der Sympathikusnerv, mobilisiert, sobald wir uns bedroht oder gestresst fühlen, unsere Kräfte. Der Blutdruck und die Herzfrequenz steigen an, die Muskelspannung nimmt zu, die Darmtätigkeit ab und wir empfinden Wut, Ärger und Angst, sind dabei jedoch aktiv, wach und handlungsfähig.

Die drei Anteile des vegetativen Nervensystems sind laut Porges (2017) hierarchisch organisiert. Der jüngste Schaltkreis, der mit Sicherheit und sozialer Kommunikation verbundene vordere Vagus, kann die beiden älteren Schaltkreise bremsen. Wenn der vordere Vagus aktiv ist, fühlen wir uns sicher. Die Voraussetzung dafür ist, dass wir uns in keinerlei bedrohlicher Situation befinden. Dann können wir uns entspannen, uns erholen und gut und vertrauensvoll in Kontakt mit anderen sein. Sobald wir uns jedoch gefährdet fühlen, wird der vordere Vaguskreislauf als erster stillgelegt. Der Sympathikus wird aktiv, wir können kämpfen oder fliehen und wenn die Situation ausweglos erscheint, kommt es durch die Aktivität des hinteren Vagusastes zur Erstarrung.

Alle drei Systeme sind immer wachsam, jedoch je nach Situation unterschiedlich angeregt. Es gibt auch eine Aktivierung ohne Angst, wenn wir spielen oder im sportlichen Wettkampf sind. Dann arbeiten der vordere Vagus und der Sympathikus zusammen. Genauso gibt es eine Immobilisation ohne Angst, wenn der vordere und der hintere Vagus zusammenwirken, was bei entspanntem Kuscheln und bei Anwesenheit vertrauter Personen der Fall ist.

Zusätzlich zum Informationsaustausch zwischen unserem Gehirn und unserem Körper gibt es auch zwischen den Nervensystemen verschiedener Menschen, die miteinander im Kontakt sind, sowie zwischen dem Nervensystem einer Person und ihrer Umgebung eine Wechselwirkung. Dieser Austausch wird Neurozeption genannt. Er läuft völlig unbewusst ab und ist daher um ein Vielfaches schneller als unser bewusster Verstand. Die Neurozeption ist eine wichtige Hilfe beim Überleben in schwierigen und bedrohlichen Situationen. Sie findet im Gehirn statt und ermöglicht uns, ganz automatisch intuitiv einzuschätzen, ob bestimmte Menschen oder Situationen für uns sicher, gefährlich oder sogar existentiell bedrohlich sind. Das geschieht über unsere Sinneseindrücke, also Sehen, Hören, Riechen, Schmecken und Fühlen sowie den sogenannten sechsten Sinn, unsere Intuition bzw. das Bauchgefühl. Die Neurozeption macht es möglich, dass wir uns unwillkürlich, ohne nachzudenken und sehr schnell auf die aktuellen Gegebenheiten im Kontakt mit anderen Menschen und der Umgebung einstellen können. Sie ist dafür verantwortlich, dass wir manchmal schon im Vorhinein wissen, dass wir in Gefahr sind. Je nach Situation und ihrer Bewertung auf dem Boden unserer Lebenserfahrung reagieren wir dann, gesteuert durch das autonome Nervensystem, mit Kampf-Flucht-Verhalten, Erstarrung oder aber mit einem Gefühl der Sicherheit und Entspannung.

Starke Gefühle, im positiven sowie im negativen Sinne können die Neurozeption stören. Wenn wir frisch verliebt sind, kann es sein, dass wir eine tatsächliche Gefahr weniger als solche wahrnehmen, während wir, wenn wir sowieso schon erschreckt oder ängstlich sind, eine Gefahr leicht überbewerten. Auch inadäquate Körperreaktionen können entstehen, wie z. B. bei einer meiner Patientinnen, die, nachdem sie auf eine rotfarbige Chemotherapie mit Übelkeit reagiert hatte, später immer an der roten Ampel mit leichter Übelkeit reagierte. Nachdem wir die Verknüpfung identifiziert hatten, löste die Problematik sich spontan auf.

Der vordere, für das Gefühl der Sicherheit zuständige Vagusschaltkreis ist mit Herz und Lunge, aber auch mit den Hirnnerven verbunden, die die gestreifte Muskulatur des Gesichtes und des Kopfes steuern. Ist das Gesicht unseres Gegenübers entspannt und freundlich, seine stimmliche Melodie facettenreich, dann signalisiert das, dass dieser sich in einem seelisch ausgeglichenen Zustand befindet. In dieser Situation werden wir uns auch eher sicher fühlen. Dagegen werden wir mit erhöhter Wachsamkeit oder einer Aktivierung unseren Kampf-Flucht-Systems reagieren, wenn unser Gegenüber hektisch und gestresst aussieht und die Gesichtsmuskulatur entsprechend angespannt ist.

Kommt das vegetative Nervensystem anhaltend ins Ungleichgewicht, dann kann es an vielen Organsystemen zu funktionellen Störungen kommen. So treten z. B. Verspannungen der Muskulatur, Verdauungsstörungen, Herzrhythmusstörungen, Blutdruckanstieg, Infektanfälligkeit, Allergien, aber auch Konzentrationsschwierigkeiten, Entscheidungs- und Gedächtnisprobleme auf, um nur einige zu nennen. Oft liegen mehrere dieser Symptome nebeneinander vor. Wenn sie länger bestehen, können sich daraus Krankheiten entwickeln. Hebt man das Ungleichgewicht im autonomen Nervensystem jedoch durch Aktivierung des vorderen Vagus auf, dann kann es im besten Fall ganz ausgeglichen werden, der Körper kommt wieder ins Gleichgewicht.

Was bedeutet das nun für die Krebserkrankung und den Umgang damit?

Die Diagnose Krebs ist für die meisten Menschen immer noch ein Schock, konfrontiert uns mit Ohnmacht und Unsicherheit, wir fühlen uns bedroht. Immer dann, wenn wir uns in einer verunsichernden Situation befinden, nicht wissen, wie es weitergeht, springen automatisch im Mittelhirn unsere Angstzentren an. Ganz unwillkürlich und automatisch läuft dann die Stresskaskade im autonomen Nervensystem ab. Der Sympathikus wird aktiviert und wir kommen in den Kampf- bzw. Fluchtmodus. Wir sind dann im Zustand der aktivierten Angst, bereit zu kämpfen, oder wir verleugnen die Situation, indem wir vielleicht denken »Das kann doch nicht wahr sein«, um uns dem Ganzen zu entziehen. Problematisch ist, dass wir bereits in diesem Zustand nicht mehr den vollen Zugriff auf unser System des Denkens, Entscheidens und Bewertens haben. Wir können uns schlechter konzentrieren, sind vergesslicher, nehmen vielleicht von dem, was uns berichtet wird, nur einen Teil wirklich wahr. Im Extremfall, wenn wir uns aufgrund unserer bisherigen Erfahrungen oder auch der Schwere der Diagnose so fühlen, als seien wir in Lebensgefahr, kann es über die Aktivierung des hinteren Vagus sogar zu einer Erstarrungsreaktion kommen. Wir befinden uns dann im Zustand der passiven Angst, sind wie gelähmt und handlungsunfähig, haben das Gefühl, den Boden unter den Füssen verloren zu haben. Wenn die Umgebung und das Gegenüber, in diesem Fall der Arzt, der die Diagnose übermittelt, einen vertrauenerweckenden und beruhigenden Eindruck macht, Sicherheit und Zuversicht ausstrahlt, was die Aktivität unseres vorderen Vagus steigert, kann uns das vor der Immobilisation durch Aktivierung des hinteren Vagus schützen. Vertrauen in uns selbst und in andere reduziert unseren Stress und verbessert unser Sicherheitsgefühl. Wird die Diagnose jedoch von einem eher gestresst wirkenden, unter Zeitdruck stehenden Arzt übermittelt, dann aktiviert das oft noch zusätzlich unser Kampf-Flucht-System bzw. im Extremfall die Erstarrung.

Positiver sozialer Kontakt oder aber die unten beschriebenen Techniken zur Aktivierung des vorderen Vagus reduzieren Gefühle wie Angst und Hilflosigkeit. So können wir unser Sicherheitsgefühl und unsere Handlungsfähigkeit steigern, gerade in belastenden Situationen gut für uns sorgen.

Stabilisierend wirkende Faktoren sind:

- die Begleitung durch eine vertraute Person,
- eine vertrauensvolle Arzt-Patient-Beziehung,
- eine gute, verständliche Aufklärung über die Therapiemöglichkeiten, sodass der Patient die Therapie als hilfreich ansehen kann,
- eine möglichst angenehme, ruhige Umgebung.

Falls Sie grundsätzlich eher ängstlich sind, ist es sinnvoll, den Arzt über diese Ängstlichkeit zu informieren. So kann möglichst dafür Sorge getragen werden, dass die nötige Zeit und Ruhe für ein gutes Arzt-Patienten-Gespräch eingeplant werden.

Die Art und Weise, wie der Arzt über den Verlauf der Behandlung aufklärt, hat eine entscheidende Wirkung auf die Stabilität des Patienten. Die Worte des Arztes können hier die Heilung unterstützen, genauso gut aber auch eine verstörende Wirkung haben. Ich finde z. B. die Aussagen über die noch zu erwartende Lebensdauer in Wochen, Monaten oder Jahren schwierig. Meine Erfahrung hat gezeigt, dass einerseits diese Bewertungen oft nicht stimmen und andererseits die Patienten damit negativ programmiert und belastet werden. Es reicht doch bei der Diagnosemitteilung aus, dass der Patient weiß, dass er gerade schwer erkrankt ist, die Situation womöglich sehr ernst ist, man den Verlauf abwarten muss und alles getan wird, was zur Gesundung bzw. Linderung der Symptome beiträgt. So bleibt Hoffnung möglich, der Patient kann seinen eigenen Weg im Umgang mit der Situation finden. Alles weitere kann, falls nicht ausdrücklich erfragt, auch noch später besprochen werden. Oft haben sich dann inzwischen noch ergänzende Informationen und neue Perspektiven ergeben.

Durch gute Aufklärung wird die Kohärenz des Patienten gestärkt. Unter Kohärenz versteht man ein Gefühl des Zusammenhangs, der Verstehbarkeit, der Sinnhaftigkeit, der Gestaltbarkeit und der Kontrollierbarkeit. Kohärenz ist wichtig für unser seelisch-Körperliches Gleichgewicht und unsere Selbstregulation. Sie stärkt unsere Widerstandsfähigkeit und reduziert die Gesamtsterblichkeit. Mehr dazu finden Sie in Kapitel 10. Kann der Patient verstehen, dass die Behandlung sinnvoll und handhabbar, also machbar, ist, dann kann er sich leichter dazu entscheiden.

Fühlen wir uns wohlwollend, freundlich gesehen, angenommen und verstanden, dann steigt unser Sicherheitsgefühl, der Stress sinkt, das vegetative Nervensystem kommt ins Gleichgewicht. In diesem Fall ist der vordere Vagus aktiv, Gesundheit, Wachstum und Genesung sind möglich. Dagegen ist immer dann, wenn wir uns ohnmächtig, bedroht und ausgeliefert fühlen, der Sympathikus oder im Extremfall der hintere Vagus aktiv. Ob wir uns sicher fühlen und welche Sinneswahrnehmungen dazu führen, hat allerdings immer auch mit unserer individuellen Lebenserfahrung zu tun.

Das Gute ist, dass wir, wenn wir das wahrnehmen, bewusst dagegen ansteuern können. Grundlage hierfür ist die hierarchische Anordnung von vorderem Vagus, Sympathikus und hinterem Vagus.

Wenn wir uns in einem Zustand mit Aktivierung des hinteren Vagus befinden, können wir versuchen, den Sympathikus zu stärken und zwar durch Handlungen, die uns in Bewegung bringen und uns aus der Starre herausholen. Dazu reicht es zu Beginn, spazieren zu gehen. Alle anderen Arten von Bewegung, die sich anfühlen wie Kampf und Flucht, z. B. Ausdauersportarten wie Joggen, Walken, Radfahren, Schwimmen, fördern die Aktivierung des Sympathikus. Alle diese Tätigkeiten bringen uns in Bewegung, also aus der Starre heraus. Über die Ankurbelung des vorderen Vagus, der in der Hierarchie an der obersten Stelle steht, kommen wir sowohl aus der Starre als auch aus der Kampf-Flucht-Reaktion heraus. Die gute Botschaft ist, dass es einige einfache Techniken gibt, die uns helfen, den vorderen Vagusnerv und damit das Sicherheitsgefühl bewusst zu aktivieren, sodass das System wieder mehr ins Gleichgewicht kommt.

Weil das autonome Nervensystem in zwei Richtungen wirkt, also sowohl das Gehirn die Organe steuert als auch die Organe Rückmeldungen zum Gehirn geben, haben wir die Möglichkeit, durch bewusste Beeinflussung unserer Körperhaltung und unserer Atmung, sozusagen vom Körper her, das Sicherheitssystem zu stärken.

Techniken zur Aktivierung des vorderen Vagus

Probieren Sie einfach einmal aus, welche der im Folgenden erklärten Techniken Ihnen persönlich am besten hilft, vielleicht auch gemeinsam mit einer vertrauten Person.

Eine der wenigen Körperfunktionen, die wir in einem gewissen Rahmen und ganz individuell bewusst steuern können, ist die Atmung. So können wir z. B. beim Tauchen eine Zeit lang die Luft anhalten und beim Aufblasen von Luftballons eine Zeit lang tiefer und fester ein- und ausatmen. In beiden Situationen setzt unser Körper uns dann jedoch Grenzen. Diese Tatsache ermöglicht es uns aber, durch Verlangsamung der Ausatmung den vorderen Vagus und damit unser Sicherheitsgefühl zu stabilisieren. Im Ruhezustand verläuft die Ausatmung immer langsamer als die Einatmung.

- An erster Stelle möchte ich hier das langsame tiefe Ausatmen erwähnen. Das ist immer und überall möglich. Bei der sogenannten 4:6-Technik zählen Sie während des Einatmens bis vier, stoppen dann einen kleinen Augenblick und zählen beim Ausatmen bis sechs, stoppen dann wieder einen Moment, bis der nächste Impuls zum Einatmen kommt, dem Sie dann nachgeben. Die Verlangsamung der Atmung führt zu einer Anregung des vorderen Vagus und dadurch zu einem zunehmenden Gefühl der Ruhe und Sicherheit. Falls Sie anfangs nicht bis vier zählen können beim Einatmen, können Sie auch bis drei und dann beim Ausatmen bis fünf zählen. Die Beruhigung tritt dabei oft bereits nach wenigen Minuten ein.
- Eine ähnliche Wirkung hat die sogenannte Bogenatmung, bei der Sie sich vorstellen, dass die Luft beim Einatmen durch das rechte Bein in den Körper hineinströmt bis hoch zur rechten Schulter, von dort dann beim Ausatmen die Seite wechselt zur linken Schulter und von da aus auf der linken Seite durch das Bein und den Fuß wieder aus dem Körper herausströmt.
- Eine hochwirksame Technik der Selbstberuhigung ist die Überkreuzübung aus dem PEP, der Prozess- und Embodimentfokussierten Psychologie nach Dr. Michael Bohne (2016), die in Abschnitt 2.1 ausführlich beschrieben wird. Dabei tritt in der Regel relativ schnell eine innere Beruhigung ein. Auch die in Abschnitt 2.3 beschriebenen Klopftechniken sind sehr gut geeignet, um selbstwirksam Stress und belastende Gefühle zu reduzieren.
- Eine weitere Möglichkeit, den vorderen Vagus zu stärken, ist die achtsame Konzentration auf das, was gerade im Moment da und somit

sicher ist. Für Achtsamkeit ist ein nicht urteilender Geisteszustand erforderlich. Wenn wir uns achtsam, ohne zu beurteilen, auf das konzentrieren, was gerade im Moment da ist und was wir mit unseren Sinnesorganen wahrnehmen können, dann fühlen wir uns sicher und beruhigen uns. Am besten funktioniert das mit den drei Sinnen Sehen, Hören und Fühlen. Man betrachtet zunächst drei Dinge, die sich gerade im Raum befinden, schaut sie ruhig nacheinander genau an, betrachtet die Farbe, die Form und wo sie sich befinden. Man kann auch aus dem Fenster schauen und wahrnehmen, wie der Himmel aussieht usw. Danach achtet man auf das, was gerade zu hören ist. Man identifiziert nacheinander drei Geräusche im Raum, wie z. B. das Ticken einer Uhr, das eigene Atemgeräusch, Geräusche aus der Umgebung oder von der Straße, eventuell auch die Ruhe, die gerade herrscht. Danach konzentriert man sich auf drei Dinge, die man fühlt. Das kann der Kontakt der Füße zum Boden, die Berührung des Körpers mit der Unterlage, die Wahrnehmung der Atemluft, die durch die Nase strömt, usw. sein. Über diese Technik konzentrieren wir uns auf Dinge, die gerade sicher im Hier und Jetzt da sind. Das vermittelt uns ein Gefühl der Sicherheit.

- Die Grundübung, die Stanley Rosenberg (2019) in seinem Buch *Der Selbstheilungsnerv* beschreibt, hilft ebenfalls, den vorderen Vagus zu stärken. Diese Übung kann sowohl auf dem Rücken liegend als auch im Sitzen oder Stehen durchgeführt werden. Die Hände werden verschränkt unter den Hinterkopf gelegt, sodass der Kopf bequem in den Händen liegt. Wenn z. B. wegen Schulterschmerzen nur eine Hand zum Hinterkopf geführt werden kann, reicht das auch aus. Der Kopf wird nicht bewegt. Nun werden, während der Kopf still liegen bleibt, die Augen nach rechts bewegt, soweit wie das problemlos möglich ist. Nach ca. 30 bis 60 Sek. in dieser Haltung kommt es häufig zum Schlucken, Gähnen oder Seufzen. Das ist ein Zeichen dafür, dass sich das autonome Nervensystem entspannt. Es folgt ein kurzer Moment mit entspanntem Blick geradeaus, um anschließend dieselbe Übung nach links zu machen, also bei still liegendem Kopf die Augen nach links zu bewegen, wobei auch hier nach einer kurzen Zeit der Impuls zum Schlucken, Gähnen oder Seufzen entstehen kann. Damit ist die Grundübung beendet, man nimmt die Hände vom Kopf, richtet sich auf und kann nachspüren. Sollte beim Aufstehen Schwindel auftreten, dann liegt es daran, dass der Blutdruck aufgrund der Entspannung etwas abgesunken ist. Das gleicht sich nach einem kurzen Moment wieder aus.

- Beim Singen verlangsamt sich automatisch die Atmung. Da der vordere Vagus die Rachenmuskulatur versorgt, können wir ihn durch Summen aktivieren.
- Gute soziale Kontakte und Beziehungen führen ebenfalls zu mehr Aktivität im vorderen Vagus, wir fühlen uns sicher, bestenfalls geborgen.

1.3 Erkenntnisse aus der Psychoneuroimmunologie

Christian Schubert (2018), Professor für Psychoneuroimmunologie an der Universität Innsbruck, bezeichnet das Immunsystem als Teamplayer. Es ist eng verknüpft mit dem Gehirn und der Psyche, versucht gemeinsam mit diesen den Organismus zu schützen und gesund zu erhalten. Diese Tatsache wird in unserem Gesundheitssystem bisher wenig beachtet. Immer noch sind es überwiegend Labor- und Röntgenbefunde oder aber auch körperliche Untersuchungsbefunde, die behandelt werden. Der Einfluss der Seele wird dabei wenig berücksichtigt, obwohl sie doch oft einen wesentlichen Anteil an der Entstehung und der Heilung von Erkrankungen hat. Schubert fand durch Untersuchungen heraus, dass der Körper bei seelischen Verletzungen auf ähnliche Weise reagiert wie bei körperlichen. Das heißt, dass das Immunsystem anspringt, unabhängig davon, ob wir körperlich angegriffen werden oder ob wir seelischem Stress ausgesetzt sind. In beiden Fällen kommt es zu denselben immunologischen Verteidigungsmechanismen auf die entsprechende Bedrohungssituation.

1.3.1 Wie reagiert der Körper auf Stress?

Stress entsteht immer dann, wenn wir uns überfordert fühlen, wenn wir die an uns gestellten Anforderungen nicht erfüllen können. Unser autonomes Nervensystem reagiert in diesem Fall, wie in Abschnitt 1.2 beschrieben, je nach Ausmaß und Bedrohlichkeit, genauso wie bei tatsächlicher Gefahr aus der Umgebung. Die Stresszentrale im Mittelhirn wird aktiv und sorgt für die Produktion der Stresshormone Adrenalin, Noradrenalin sowie Cortisol. Diese Hormone versetzen uns in den Kampf-Flucht-Modus, der Sympathikus ist aktiviert. Die Muskulatur spannt sich an, die Atmung wird flacher und schneller, der Puls und der Blutdruck steigen an, der Darm arbeitet langsamer usw. Das alles ist sinnvoll, da es uns hilft, unwillkürlich auf bedrohliche oder gefährliche Situationen zu reagieren. Ohne erst darüber nachdenken zu müssen, sind wir sofort bereit zu reagieren. Diese Mechanismen sind uralt und waren bei unseren steinzeitlichen Vorfahren durchaus sinnvoll. Gingen diese auf die Jagd, um sich mit Nahrung zu versorgen, so waren sie ganz automatisch durch die Aktivierung des Sympathikus in erhöhter Wachsamkeit und bereit, im nächsten Moment zu kämpfen oder zu fliehen.

Sobald die Gefahr vorbei ist, vermindert sich der Pegel der Stresshormone im Blut wieder. Bei Dauerstress, wenn die Hormone nicht mehr zwischendurch abfallen, verselbstständigt sich diese Reaktion anhaltend, das heißt, der Blutdruck bleibt erhöht, das Herz schlägt schneller, die Muskulatur ist dauerhaft angespannt und der Zuckerhaushalt verändert sich, wir werden krank.

Durch die enge Verbindung des vegetativen Nervensystems mit unserem Immunsystem wirkt sich die Aktivierung des Sympathikus nicht nur auf die inneren Organe, sondern auch auf die Immunreaktion aus. Das ist grundsätzlich sinnvoll, denn so kann die entsprechende Schutzreaktion bei Verletzungen oder Infektionen unverzüglich beginnen, und zwar ohne, dass wir das erst einmal bewusst beeinflussen müssen. Der Ablauf dieser Reaktionen im Immunsystem ist sehr komplex. Ich versuche trotzdem, Ihnen die Vorgänge stark vereinfacht zu erklären.

1.3.2 Wie funktioniert das Immunsystem?

Wir haben zum einen das *unspezifische Immunsystem*, das einen Schutzwall gegen alle möglichen Arten von Krankheitserregern und körperfremden Stoffen bildet. Dieses beinhaltet u. a. den Säureschutzmantel der Haut sowie Sekrete auf unseren Schleimhautoberflächen und natürliche Killerzellen. Es reagiert sofort, wenn z. B. Viren, Bakterien oder Pilze in unseren Körper gelangen oder wenn wir uns verletzen. Die natürlichen Killerzellen zerstören neben infizierten Zellen auch solche, die entartet sind, also auch Krebszellen. Zusätzlich gibt es das *spezifische Immunsystem, das unter anderem* für die Produktion von speziellen Eiweißstoffen, den Antikörpern, zuständig ist. Diese Antikörper werden von den B-Lymphozyten produziert und heften sich an Eindringlinge, wie z. B. Bakterien und Viren. Dadurch werden diese für die T- Lymphozyten und andere Abwehrzellen sichtbar und können von ihnen bekämpft werden. Das Immunsystem sorgt bei Infektionen zusätzlich wie eine Art sechster Sinn dafür, dass wir uns müde fühlen, uns zurückziehen und ausruhen. Dieses sogenannte Krankheitsverhalten führt dazu, dass wir uns schonen, was bestenfalls die Erkrankung verhindert, in jedem Fall aber die Gesundung fördert. Die Abwehrreaktionen des zellulären Immunsystems führen zu einer Entzündung. Das merken wir, wenn wir uns verletzen daran, dass die Wunde sich rötet, manchmal überwärmt ist und dass sich Wundsekret bildet. Das System der Antikörper dagegen wirkt entzündungshemmend. Wenn es erfolgreich war, klingt die Entzündung ab und die Wunde heilt.

Bei Stress reagiert unser Immunsystem genauso wie beim Angriff durch ein Grippevirus. Es löst, gesteuert durch das vegetative Nervensystem, eine Entzündungsreaktion aus, indem es das zelluläre Abwehrsystem auch ohne eine akute Bedrohung durch Krankheitserreger als Schutzschild hochfährt. Im Gehirn wird reflexartig von unserer Stresszentrale im limbischen System aus die Hirnanhangsdrüse (Hypophyse) aktiviert. Sie schüttet ACTH (Adrenocorticotropes Hormon) aus. Diese Substanz führt dazu, dass in der Nebennierenrinde die Produktion von entzündungshemmendem Cortisol steigt.

Bei Dauerstress entsteht durch anhaltende Aktivierung dieses Ablaufs ein Cortisolüberschuss im Blut. Cortisol jedoch schwächt die zelluläre Abwehr durch die Killerzellen und fördert gleichzeitig die Antikörperbildung. Dadurch sind dann weniger natürliche Killerzellen und T-Killerzellen vorhanden. Die Folge ist, dass veränderte Zellen manchmal nicht mehr als fremd erkannt und unschädlich gemacht werden. Hierdurch kann es im Körper zum Anstieg von Tumorzellen kommen. Diese entstehen in jedem Organismus täglich. Wenn unser Immunsystem intakt ist und die natürlichen Killerzellen in ausreichender Zahl vorhanden sind, dann können diese die veränderten Zellen vernichten. Ein chronisch erhöhter Cortisolspiegel kann uns durch die Schwächung der zellulären Abwehr also nicht nur anfälliger für Infekte machen, sondern unsere körpereigene Abwehr von Krebszellen beeinträchtigen.

Bei anhaltendem Stress und dem damit verbundenen erhöhten Cortisolspiegel werden außerdem mehr Antikörper gebildet als nötig wären. Das kann z. B. dazu führen, dass diese Antikörper sich irrtümlicherweise gegen Pollen richten, das Immunsystem also aktiv wird, obwohl es keinen Feind gibt, so entsteht eine Allergie. Möglicherweise bildet der Körper Antikörper gegen körpereigenes Gewebe, betrachtet sich also fälschlicherweise selbst als Feind. Auf diese Weise entsteht eine Autoimmunerkrankung.

Forscher von der Stanford University und von der Yale University konnten im Tierversuch zeigen, dass anhaltender psychosozialer Stress die Neigung zur Entwicklung von Krebs fördert. Bei Menschen sind solche Experimente natürlich nicht durchführbar, man kann allerdings in über Jahrzehnte laufenden Langzeitstudien beobachten, dass ein Zusammenhang zwischen schwerem anhaltendem Stress und der Entstehung von Krebserkrankungen wahrscheinlich ist.

Schubert (2018) berichtet von einer Studie mit Brustkrebspatientinnen. Ein Teil von ihnen erhielt Betablocker, ein Medikament zur Blutdrucksenkung, das gleichzeitig die körperlichen Auswirkungen der Stressreaktion reduziert. Desmond Powe, der die Studie 2010 durchführte, fand zufällig heraus, dass die Betablockergabe bei Brustkrebs das Metastasierungsrisiko und die Sterblichkeit reduziert. Er analysierte die Daten von 466 Brustkrebspatientinnen in einem Zeitintervall von 1987 bis 1997. Die Frauen, die wegen Bluthochdruck mit Betablockern behandelt worden waren, hatten ein um 57 % geringeres Risiko der Metastasierung, das Todesrisiko war um 71 % verringert. Betablocker wirken hemmend auf die Ausschüttung von Adrenalin und Noradrenalin. Dadurch wird auch die vermehrte Ausschüttung von Cortisol gesenkt. Die Stressreaktion und ihre Auswirkung auf das Immunsystem werden gebremst. Auch bei Darm-, Bauchspeicheldrüsen- und Prostatakrebs führte Powe Studien durch und fand ebenfalls einen deutlichen Zusammenhang zwischen Stress und Krebs. Es könnte also sinnvoll sein, das körpereigene Stresssystem zunächst einmal durch Einnahme von Betablockern zu beruhigen und gleichzeitig dafür zu sorgen, dass der Stress im Alltag heruntergefahren wird. Andererseits ist eine Therapie mit Betablockern ohne vorliegenden Bluthochdruck natürlich auch mit Nebenwirkungen belastet und es fragt sich, ob es nicht sinnvoller ist, sofort mit möglichst schnell wirksamen Methoden wie z. B. einer der in Abschnitt 1.2 beschriebenen Techniken zur Stärkung des vorderen Vagus oder mit PEP (siehe Kapitel 2) die Stressreaktion herunterzuregeln. Alle anderen Methoden, die zu einem Zustand der Tiefenentspannung führen, wie z. B. Hypnose und Selbsthypnose, Imagination und autogenes Training, um nur einige zu nennen, sind hier ebenfalls förderlich. Auch Yoga und moderates Ausdauertraining wirken sich stressreduzierend aus. Es ist immer sinnvoll, verschiedene Techniken auszuprobieren, um die zu finden, die für einen selbst am hilfreichsten und angenehmsten ist. Wie gut das im Einzelfall gelingt, hängt von vielen verschiedenen Faktoren ab. Selbst wenn Sie zunächst nur etwas ruhiger werden, ist das ein Gewinn. Bei regelmäßiger Anwendung, vor allem der einfachen Atemtechniken oder auch des Klopfens werden die meisten Menschen ruhiger. Wenn man im Leben schon viele belastende Erfahrungen gemacht hat und deswegen grundsätzlich schon unruhig und ängstlich ist, empfiehlt es sich eventuell, therapeutische Hilfe in Anspruch zu nehmen.

Schubert (2018) erwähnt auch eine Studie von Patricia Rosenberger, bei der verschiedene Operationen im Verlauf bewertet wurden. Hier zeigte sich, dass Angst und Kummer vor einer Operation sich negativ auf den Heilungserfolg auswirken. Rosenberger beobachtete bei den entsprechenden Patienten häufiger postoperative Komplikationen und Rückfälle sowie einen höheren Bedarf von Schmerzmedikamenten. Es wäre also sinnvoll, vor einer Operation dafür zu sorgen, dass man möglichst ruhig und gelassen ist, dass Ängste so weit wie möglich reduziert werden, um eine bessere Ausgangsposition zu haben.

Auch David Servan-Schreiber (2010) beschäftigt sich mit dem Zusammenspiel von Immunsystem und vegetativem Nervensystem. Er schreibt, dass die natürlichen Killerzellen, sozusagen als Spezialagenten des Immunsystems, immer bereit sind, Krebszellen aufzuspüren und unschädlich zu machen. Bei Dauerstress werden sie, wie gesagt, durch erhöhte Spiegel von Noradrenalin und Cortisol blockiert. Er schreibt (S. 61):

»*Immunzellen sind immer dann besonders leistungsfähig, wenn wir uns gesund ernähren, in einer sauberen Umwelt leben und unseren gesamten Körper bewegen. Das wurde in Studien nachgewiesen. Außerdem sind Immunzellen sensibel für Emotionen. Sie reagieren positiv auf emotionale Verfassungen, in denen Freude und das Gefühl der Verbundenheit mit anderen Menschen überwiegen – als würden sie besser funktionieren, wenn sie im Dienst eines Lebens stehen, das sich objektiv betrachtet zu leben lohnt.*«

Unterdrückte Gefühle, Stress, Verbitterung, Depressionen, soziale Isolation, das Verleugnen der eigenen Identität, eine sitzende Lebensweise sowie eine traditionell westliche Ernährung wirken sich hemmend auf das Immunsystem aus. Dagegen aktivieren gelebte Gefühle, Ruhe und Gelassenheit, die Unterstützung durch Freunde und Familie, Selbstakzeptanz, regelmäßige Bewegung, die Mittelmeerdiät, aber auch die indische bzw. asiatische Küche das Immunsystem. Servan-Schreiber (2010) erwähnt eine Studie von Ron Hebermann. Diese ergab, dass diejenigen Brustkrebspatientinnen, die mit ihrer Erkrankung psychisch besser zurechtkamen, sehr viel aktivere natürliche Killerzellen hatten als die, die sich hilflos und depressiv fühlten. Susan Lutgendorf konnte diese Ergebnisse an der Universität Iowa bei Frauen mit Eierstockkrebs bestätigen. Diejenigen, die sich unterstützt fühlten und zuversichtlich waren, hatten aktivere natürliche Killerzellen als die, die sich verzweifelt, verlassen und alleine fühlten. Diese Ergebnisse weisen darauf hin, dass ein guter Lebenswille und ein hilfreiches soziales Unterstützungssystem förderlich für die Auseinandersetzung mit der Erkrankung und deren Bewältigung sind. Die Psychoneuroimmunologie (Schubert in Reuter et al. 2020) konnte zeigen, dass alle psychologisch positiven Faktoren, wie soziale Unterstützung, Selbstwirksamkeit, Optimismus, Hoffnung und Resilienz, mit einem verbesserten Immunschutz, verringerter Entzündungsaktivität und verlangsamter Zellalterung einhergehen. So kann all das, was unseren Stress reduziert und unser Wohlgefühl fördert, unser Immunsystem stärken. Achtsamkeitsmeditation nach Jon Kabat-Zinn in Kombination mit Yoga und Elementen aus der kognitiven Verhaltenstherapie senkt nachgewiesenermaßen die Entzündungsparameter und stärkt das Immunsystem. So wurde inzwischen nachgewiesen, dass sich bereits nach einem Monat regelmäßiger Anwendung von Entspannungstechniken positive Auswirkungen auf das Immunsystem zeigen. Im Blut der entsprechenden Probanden fanden sich mehr natürliche Killerzellen. Seit der Entdeckung der Mind-Body-Medizin ist klar, dass Körper und Geist eng miteinander verbunden sind. Auch die Psychoneuroimmunologie und ihre Ergebnisse unterstreichen das. Wir können mit unseren Gedanken und Vorstellungen den Körper beeinflussen und die Stressreaktion reduzieren. So erfolgt z. B. beim autogenen Training alleine durch die Konzentration auf den Körper mit einer bestimmten Vorstellung eine Reaktion im Körper über das vegetative Nervensystem. Die Vorstellung von Wärme erzeugt das Gefühl von Wärme, der Tonus der Blutgefäße normalisiert sich. Die Vorstellung von einer ruhigen Atmung beruhigt die Atmung, senkt die Atemfrequenz. Das wirkt, genauso wie die in Abschnitt 1.2 erwähnte 4:6-Technik, durch Stärkung des vorderen Vagus beruhigend und stressreduzierend.

1.3.3 Wie wirken positive Gefühle?

Es wird zunehmend deutlicher, dass positive und stärkende emotionale Erfahrungen sich förderlich auf die Gesundheit auswirken. Schubert (2018) berichtet von einer amerikanischen Studie, die zeigt, dass das eudaimonische Wohlgefühl mit einer Verminderung von Entzündungsprozessen im menschlichen Körper verbunden ist. Zum eudaimonischen Wohlbefinden gehören sechs Dimensionen:

1. Sinnhaftigkeit des Lebens
2. Autonomie
3. Persönliches Wachstum
4. Kontrollierbarkeit der Umwelt
5. Positive Beziehungen zu anderen
6. Selbstakzeptanz

Dieses Wohlbefinden ist nicht statisch, sondern es entsteht durch einen lebenslangen Entwicklungsprozess. In Kapitel 10 finden Sie Informationen dazu, wie Sie dieses Gefühl bei sich fördern können.

Nun ist es natürlich leichter gesagt als getan, in Anbetracht einer Krebsdiagnose ruhig zu bleiben. In einer solchen Situation reagiert jeder zunächst gestresst. Wie sehr wir jedoch auf die Diagnose mit Angst reagieren, wie wir mit der Ohnmacht und der Hilflosigkeit und auch anderen Gefühlen in Zusammenhang mit der Erkrankung umgehen, hat immer auch viel mit unserer Lebensgeschichte zu tun. Alte Verhaltensmuster aktivieren sich hier schnell. Wenn wir schon häufig im Leben mit Ohnmacht und Hilflosigkeit konfrontiert waren, damit schlechte Erfahrungen gemacht haben, dann stresst uns die Diagnose sicher mehr, als wenn wir im Leben schon mehrfach schwierige Situationen erfolgreich bewältigt haben.

Joachim Bauer (2004) beschreibt, dass sich unser Denken, Fühlen und Handeln sowie die dazugehörigen Nervennetzwerke parallel zueinander entwickeln. Das menschliche Selbst entsteht immer in Wechselwirkung mit der Umgebung. Hier sind vor allem die ersten und engsten Bezugspersonen, in der Regel die Eltern, wichtig. Durch diese

Resonanz in der Beziehung spürt ein Kind, dass es existiert, es erfährt durch die Art und Weise, wie das Gegenüber reagiert, wer es ist, ob es gesehen und angenommen wird. Es nimmt wahr, ob es sich mit dem Gegenüber sicher fühlen kann. Das Kind merkt, ob und wie die Kontaktperson auf seine Gefühle reagiert. Abhängig davon lernt es, seine Gefühle auszuleben oder sie zurückzuhalten. Es übt auch, Mitmensch zu sein, indem es beobachtet, wie die Bezugsperson mit anderen Menschen umgeht. Je stabiler und besser diese erste Beziehung ist, umso stabiler wird auch das Selbst sein, das ein Kind entwickelt.

Frühe Beziehungserfahrungen im Kindesalter haben biologisch gesehen Langzeitfolgen. Sie beeinflussen unser Denken und Fühlen. Sichere Bindungserfahrungen stabilisieren unser Selbst und schützen uns bei Stress. Ausschließlich unsichere Erfahrungen dagegen bewirken das Gegenteil.

Als Erwachsene können wir uns mit den belastenden Themen aus der Kindheit auseinandersetzen, die Verletzungen betrauern, den damit eventuell verbundenen Groll loslassen. Wie entlastend das ist, konnte ich im Laufe meiner psychotherapeutischen Tätigkeit bei vielen Patienten beobachten. Die Selbsterforschung, also das Herausfinden dessen, was uns guttut, was der Sinn des Lebens ist, mit welchen Menschen wir uns wohlfühlen und welche wir lieber nicht um uns herum haben möchten, ist wichtig, um mit unserem Selbst in Kontakt zu sein. Sich seiner selbst bewusst zu sein stärkt das Selbstbewusstsein. Je sicherer wir gebunden sind, umso stabilisierender wirkt sich das auf unser Sicherheitssystem im vorderen Vagus aus, umso besser gelingt es uns, in stressigen Situationen selbstbestimmt und selbstfürsorglich gegenzusteuern, Dinge zu tun, die uns helfen, zur Ruhe zu kommen.

Wir wissen heute, dass unser Selbstsystem im Stirnhirn, einem Bereich des Großhirns, sitzt. Dort und im Mittelhirn werden alle bisherigen Lebenserfahrungen gespeichert. Das Selbstsystem ist verbunden mit dem limbischen System und mit dem Hirnstamm. Diese beiden Systeme steuern unser Immunsystem und alle wichtigen biologischen Prozesse im Körper. Wenn wir nun eine Situation als bedrohlich einschätzen, dann bewirkt das Selbstsystem den Start der Stressreaktion im limbischen System. Je mehr sichere Erfahrungen wir im bisherigen Leben hatten, umso weniger belastend und bedrohlich erleben wir die aktuelle Situation und umgekehrt. Das erklärt auch den Einfluss von inneren Einstellungen und Erwartungen eines Menschen sowie von seiner seelischen Befindlichkeit auf den Ausgang von körperlichen Erkrankungen. Untersuchungen haben gezeigt, dass die Heilung nach medizinischen Eingriffen deutlich unkomplizierter abläuft, wenn die entsprechende Person Vertrauen in sich selbst und ihre Selbstheilungskräfte hat.

Zusammenfassend kann man sagen, dass Angst und Dauerstress durch die begleitende Reaktion des Immunsystems zu Entzündungen im Körper und durch Reduktion der natürlichen Killerzellen auch zu einer Schwächung der immunologischen Tumorabwehr führen. Je stabiler unser Selbstgefühl und unser Selbstvertrauen ist und je besser wir in Familie und Freundeskreis sozial eingebunden sind, umso besser können wir in der Regel mit stressenden Situationen umgehen. Umso weniger ist dann auch unser Immunsystem beeinflusst. Nun ist die Entstehung von Krebs, wie wir wissen, multifaktoriell, also durch die unterschiedlichsten Faktoren bedingt. Nach den Erkenntnissen der Psychoneuroimmunologie kann jedoch die Seele über ihre Verbindung mit dem Immunsystem hier eine Rolle spielen.

Erste Einkehr

Wenn Sie mögen, nehmen Sie sich einen Moment Zeit für sich. Lassen Sie sich überraschen, welche Bilder aus der Erinnerung auftauchen, wenn Sie den folgenden Text lesen. Gönnen Sie sich einen Moment Zeit, nehmen Sie einige entspannende Atemzüge, indem Sie beim Einatmen bis vier und beim Ausatmen bis sechs zählen ... und ...

Träumen Sie sich auf eine gemütliche Terrasse an einem wunderbar warmen Sommerabend.

Alles ist friedlich, die laue Luft streift über Ihre Haut.

Ihre Nase erfreut sich am Duft von Rosen, Jasmin, Geißblatt und Phlox.

Ab und zu ist das Zirpen von Grillen zu hören, wie eine Hintergrundmusik in der ansonsten wunderbaren Ruhe.

Vielleicht bleibt Ihr Blick auf der vor Ihnen in einem Windlicht brennenden Kerze hängen und Sie beobachten das ruhige Flackern der Flamme.

Über Ihnen wölbt sich der dunkelblaue Himmel mit vielen Millionen blinkender Sterne.

Erkennen Sie das eine oder andere Sternbild? Vielleicht einen Stern der besonders hell zu Ihnen herunter blinkt?

Sie sitzen da, genießen dieses Geborgensein in der wohltuenden Atmosphäre und tanken auf, was immer Sie brauchen und was Ihnen wohltut.

Vielleicht tauchen Erinnerungen auf.

Vielleicht mögen Sie darin eintauchen, dankbar für die schönen Erlebnisse.

2. Prozess- und Embodiment-fokussierte Psychologie PEP nach Dr. Michael Bohne

Nun möchte ich Ihnen ein hochwirksames Verfahren zur Reduktion von unangenehmen und belastenden Gefühlen vorstellen. PEP nach Bohne (2016) ist eine erweiterte Klopftechnik, die leicht zu erlernen ist. Sie hat eine hohe Selbstwirksamkeit und ist daher auch in seelischen Ausnahmesituationen sehr gut zur Selbsthilfe geeignet. Neben der Reduktion von negativen Gefühlen können mit PEP auch hinderliche Beziehungsmuster sowie damit verbundene ungünstige Überzeugungen bearbeitet werden. Vielleicht kommt Ihnen das Klopfen zunächst etwas seltsam vor. Das ging mir am Anfang auch so. Versuchen Sie es trotzdem. Sie werden erstaunt sein über die entlastende Wirkung. Durch das Klopfen wird der Körper, in dem ja, wie schon erwähnt, viele Gefühle abgespeichert sind, mit einbezogen.

Klopfmethoden, wie wir sie u. a. aus der energetischen Psychologie nach Fred Gallo kennen, sind schon sehr alt. In den letzten Jahren wurden sie wiederentdeckt und werden, teils etwas modifiziert, inzwischen bei den unterschiedlichsten emotionalen Problemen, vor allem aber auch in der Psychotraumatologie, mit gutem Erfolg angewandt. So berichtet Dawson Church (2018), ein Mediziner aus den USA, in seinem Buch *Geist über Materie* von Studien, die über mehrere Jahre liefen und in denen er Klopftechniken nach EFT (Emotional Freedom Technics) bei traumatisierten Kriegsveteranen erfolgreich eingesetzt hat. Er konnte zeigen, dass die posttraumatischen Symptome um 60 % zurückgingen. Claudia A. Reinicke (2018) beschreibt in ihrem Buch *Resilienz bei schwerer Krankheit*, wie gut ihr PEP in den unterschiedlichsten schwierigen Situationen während ihrer eigenen Krebserkrankung geholfen hat.

Bei der Diagnose einer Krebserkrankung und während der Therapie treten unwillkürlich verschiedene unangenehme Gefühle auf. Man ist geschockt, hat Angst, fühlt sich ohnmächtig, manchmal auch ausgeliefert, der Stresspegel ist oft hoch. Hinzu kommt, dass die Befriedigung von wichtigen Bedürfnissen gestört ist.

Gabriela von Witzleben (2019) hat drei menschliche Kernbedürfnisse definiert.

Das erste ist die Autonomie, die bei der Konfrontation mit der Krebserkrankung durch die Fremdbestimmung in Bezug auf die Chemotherapie und weitere therapeutische Maßnahmen teils erheblich eingeschränkt ist. Man muss in der Regel unangenehme Nebenwirkungen und vorübergehende Beeinträchtigungen in Kauf nehmen und oft hat man nur eine begrenzte Wahl, dabei mitzuentscheiden. Vieles muss man hinnehmen mit der Perspektive, wieder gesund werden zu wollen.

Das zweite Bedürfnis, das nach Sicherheit, Überblick und Orientierung, ist ebenfalls eingeschränkt. Wir wissen nicht, wie es weitergeht, sind verunsichert, mit Ohnmachtsgefühlen konfrontiert, wir können die Situation nur bedingt kontrollieren.

Das dritte Kernbedürfnis betrifft die Beziehungen, einschließlich der zu sich selbst. Auch diese verändern sich, wenn man an Krebs erkrankt ist. Manche Leute, auch nahe Freunde, wenden sich ab, vermutlich aus Unsicherheit, aus Angst vor dem Gefühl der Hilflosigkeit und vor der Auseinandersetzung mit der Endlichkeit. Dafür sind andere, von denen man das vorher nicht gedacht hätte, plötzlich da. Durch die Erkrankung und die Therapie verändert sich der Körper und dadurch oft auch die Beziehung zu sich selbst.

Wenn eines oder mehrere dieser drei Kernbedürfnisse verletzt werden, fühlen wir uns unwohl und gestresst. Bei allen stressigen und belastenden Gefühlen ist das Klopfen in Verbindung mit positiven Affirmationen sehr hilfreich.

Bevor ich Ihnen den genauen Ablauf von PEP näher erkläre, möchte ich noch einmal ergänzend auf den Aufbau des Gehirns, den ich bereits in Kapitel 1 beschrieben habe, eingehen. Das hilft Ihnen zu verstehen, welche Teile des Gehirns bei den einzelnen Tools von PEP angesprochen werden. Unser Gehirn hat zwei Hälften, die rechte steht für das intuitive emotionale Denken und die Kreativität, sie ist verbunden mit der linken Körperseite. Die linke Gehirnhälfte steht für unser rationales analytisches Planen und das logische Denken und ist verbunden mit der rechten Körperhälfte. Die Aufteilung zwischen Hirnstamm, Mittelhirn und Großhirnrinde hatte ich bereits in Abschnitt 1.1 über das vegetative Nervensystem erklärt (siehe dort auch Abbildung 1.1).

Im limbischen System, unserem Mittelhirn, werden alle Emotionen und gefühlsmäßigen Erfahrungen, die wir im Laufe des Lebens gemacht haben, gespeichert. Es reagiert unwillkürlich, also ganz von allein, wann immer wir mit Gefühlen konfrontiert sind. Diese Reaktion, über die wir nicht erst nachdenken müssen, geschieht überwiegend unbewusst. Die im Mittelhirn gespeicherten Gefühle können, immer dann, wenn wir mit starken Emotionen konfrontiert sind, reaktiviert werden. Das heißt, wenn wir uns ängstigen oder hilflos sind, werden die alten Gefühle gleichzeitig mit aktiviert. In der aktuellen Situation nehmen wir die Empfindungen dann verstärkt wahr. Zu der aktuellen Angst kommen noch die abgespeicherten Ängste aus der Erinnerung dazu. Für den Fall, dass das limbische System sehr stark aktiviert ist, wir durch die Gefühle sozusagen überflutet werden, funktioniert die Verbindung zum höher liegenden Gehirnanteil, der Großhirnrinde, nur noch eingeschränkt. Das liegt daran, dass das limbische System bei Stress sozusagen vom Großhirn entkoppelt ist. Die von dort erfolgende Steuerung unseres Denkens und Handelns ist somit gestört. In bedrohlichen Situationen ist das auch sinnvoll, da wir uns dann reflexartig, ohne großes Nachdenken unwillkürlich in Sicherheit bringen können. So erklärt sich, warum wir in stark emotional getönten Situationen nicht so gut konzentriert denken, planen und Entscheidungen treffen sowie uns selbst beruhigen können. Manchmal fühlen wir uns dann regelrecht verwirrt.

Das Klopfen selbst wirkt unmittelbar auf unsere Stresszentrale im Mittelhirn und vermindert dort unwillkürlich, also, ohne dass wir darüber nachdenken müssen, das gerade aktuelle belastende Gefühl. Dadurch kommt es zu einer allgemeinen Beruhigung, die Verbindung zur Großhirnrinde funktioniert wieder besser und wir können wieder klarer denken, handeln und planen, haben besseren Zugriff auf unsere

Fähigkeiten. Gleichzeitig normalisiert sich in der Folge auch der Spiegel der Stresshormone im Blut. Der vordere Vagusnerv, und damit das Sicherheitssystem, wird aktiviert. Gerade in der Situation, wenn man durch die Mitteilung der Krebsdiagnose geschockt ist, sich wie in einem falschen Film fühlt, kopflos und so, als habe man keinen Boden mehr unter den Füßen, ist es wichtig, den Stress zu reduzieren, sich wieder zu erden. Hier bietet sich mit PEP eine meistens schnell wirksame Selbsthilfemethode an. Ich kann aus eigener Erfahrung sagen, wie hilfreich das ist. Vor allem in der Zeit der Diagnosestellung ganz am Anfang meiner Erkrankung kam ich durch den Einsatz von PEP wieder so zur Ruhe und zu mir selbst, dass ich die erforderlichen organisatorische Schritte in Bezug auf meine Praxis und die Versorgung meiner Patienten planen und durchführen konnte.

Bevor wir mit dem eigentlichen Klopfen beginnen, machen wir die Selbstakzeptanz- bzw. Selbststärkungsübung. Sie wirkt auf Denkmuster, Beziehungsmuster und Wertvorstellungen, die in unserem Stirnhirn, einem Teil der Großhirnrinde, gespeichert sind. Manchmal haben wir einige immer wiederkehrende Gedanken, mit denen wir uns entwerten oder entmutigen und die uns letztlich daran hindern, ein selbstbestimmtes Leben zu führen. Das damit verbundene unangenehme Gefühl reduziert sich in manchen Fällen schon alleine durch Aussprechen der Selbststärkungssätze. Nach dem Aussprechen dieser Sätze beginnt man zu klopfen. Das sieht erst einmal komisch aus, wirkt vielleicht sogar etwas befremdlich. Trotzdem ist diese Technik hochwirksam, und auch wenn es Ihnen eigenartig vorkommt, probieren Sie es einfach aus, denn es ist eine gute Möglichkeit der Selbstberuhigung. Nur Mut!

Bei vielen Menschen bewirkt das Klopfen schnell eine deutliche Reduktion der stressigen Gefühle, meist schon nach ein bis zwei Klopfrunden. Andere müssen länger anhaltend mehrere Runden immer wieder klopfen. Es ist wichtig, dass das unangenehme Gefühl gerade aktiv ist, denn nur dann werden Sie eine Wirkung spüren, und gerade dann ist es ja auch sehr hilfreich. Es reicht nicht aus, an das entsprechende Gefühl zu denken, man muss es spüren, also z. B. gerade Angst empfinden, anstatt nur daran zu denken, dass die Angst gestern da war. Nur wenn das Gefühl aktiv ist, kann seine Intensität im Gefühlshirn durch das Klopfen reduziert werden.

Bei etwa 10 bis 20 % der Menschen kommt es nur zu einer gewissen Entlastung durch Abnahme der unangenehmen Gefühle. In diesem Fall liegt wahrscheinlich eine der sogenannten Big-Five-Lösungsblockaden vor, die in Abschnitt 2.4 noch erläutert werden.

Im Folgenden möchte ich Ihnen gerne die praktische Durchführung von PEP genauer beschreiben. Ich beziehe mich dabei eng auf die Anleitung von Michael Bohne (2010/2020) in seinem Buch *Bitte Klopfen*.

2.1 Die Überkreuzübung*

Wenn das unangenehme Gefühl sehr intensiv ist, können Sie zu Beginn die Überkreuzübung, die ich bereits im Zusammenhang mit der Aktivierung unseres Sicherheitssystems im vorderen Vagus erwähnt habe, machen. Dabei spüren viele schon eine deutliche Beruhigung. Hierbei legen Sie ein Bein über das andere. Probieren Sie zunächst einmal, was sich für Sie besser anfühlt, wenn das linke Bein oben liegt oder eher, wenn das rechte Bein oben liegt. Für die meisten Menschen ist es erfahrungsgemäß angenehmer, das linke Bein über das rechte zu legen. Wenn das linke Bein oben liegt, sollte der rechte Arm oben liegen und umgekehrt.

* Die Abbildungen auf Seite 51, 53 und 56 stammen von Fabian Bojé. Sie sind dem Buch entnommen: Christof T. Eschenröder: *Wenn es drauf ankommt. Prüfungs- und Redeangst erfolgreich überwinden.* Klett-Cotta, Stuttgart 2021

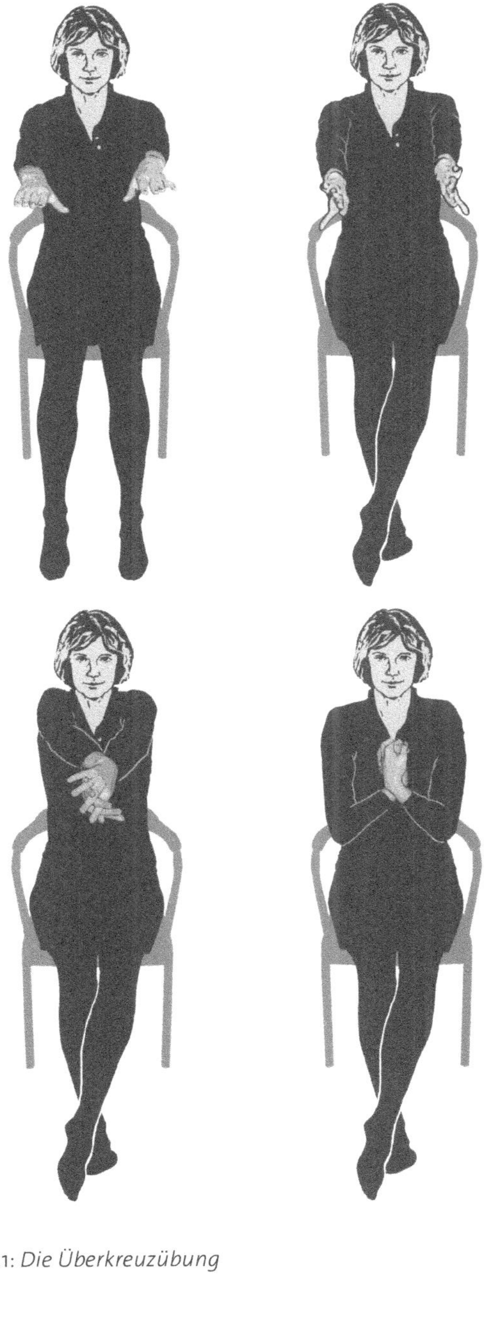

Abbildung 2.1: *Die Überkreuzübung*

Wichtig ist, dass es sich bequem anfühlt. Schließen Sie dann die Augen und legen jeweils beim Einatmen die Zunge an den Gaumen, lösen Sie sie beim Ausatmen wieder, alles im ganz normalen Atemrhythmus. Als Nächstes stellen Sie sich, während Sie die atemsynchrone Bewegung der Zunge fortführen, vor dem inneren Auge ein Bild von Balance vor. Das kann das Bild einer Balkenwaage, das Wort Balance in einer schönen Schrift vor irgendeinem schönen Hintergrund z. B. einer Landschaft oder auch irgendein anderes ganz persönliches Bild, das man mit Balance verbindet, sein. Sie können die Übung nach zwei bis drei Minuten beenden oder sie so lange fortführen, wie Sie sie als angenehm empfinden. Ich habe diese Übung immer eingesetzt, wenn ich in Wartesituationen vor Eingriffen, vor der Chemotherapie, vor Untersuchungen bzw. Befundmitteilungen war. Dabei habe ich dann jedoch die Arme nicht verschränkt auf das Brustbein gelegt, sondern sie entsprechend überkreuzt in den Schoss gelegt. Der Effekt war, dass ich in der nachfolgenden Situation relativ entspannt war. Hier noch einmal der Ablauf in Kurzform:

- Arme und Beine entgegengesetzt überkreuzen
- Im normalen Atemrhythmus atmen
- Beim Einatmen die Zunge an den Gaumen drücken
- Beim Ausatmen die Zunge lösen
- Sich das Bild einer Balkenwaage, die sich ins Gleichgewicht pendelt, oder das Wort »Balance« in einer schönen Farbe und einer schönen Schrift vor einem angenehmen Hintergrund vorstellen

2.2 Die Selbststärkungsübung

Vor dem eigentlichen Klopfen sollte nun die Selbststärkungsübung durchgeführt werden. Bei dieser reiben Sie kreisend den sogenannten Selbststärkungspunkt unter dem linken Schlüsselbein und benennen dabei das aktuell unangenehme Gefühl, z. B. Angst, Hilflosigkeit, das Gefühl, ausgeliefert zu sein, Wut, Stress, oder was auch immer gerade im Vordergrund ist. Wichtig ist es, die Emotion zu erkennen und gleichzeitig wahrzunehmen, ob Sie diese auch im Körper irgendwo spüren. Auch, was Sie über sich denken, weil Sie diese Empfindungen haben, können Sie wahrnehmen. Dann schauen Sie, wie stark bzw. aktiv das Gefühl auf einer Skala zwischen 1 und 10 gerade ist. (1 ist das niedrigste und 10 das höchste Level.) Je höher der subjektive Stresspegel ist, umso besser wirkt in der Regel das Klopfen.

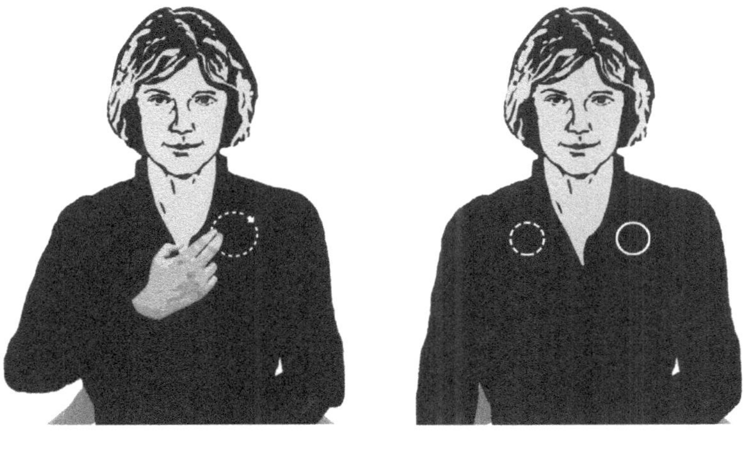

Abbildung 2.2: *Der Selbststärkungspunkt*

Die Selbststärkungssätze sind immer nach einem bestimmten Muster aufgebaut.
Zunächst wird das belastende Gefühl benannt:
Auch wenn ich gerade so ... (z. B. ängstlich) bin ...
Oder:
Auch wenn ich mich gerade so ... (z. B. ohnmächtig) fühle ...
Danach wird eine Selbststärkungsaffirmation in Anlehnung an die drei Kernbedürfnisse nach Gabriela von Witzleben eingefügt:

- *... liebe und achte ich mich so, wie ich bin ... oder ... liebe und akzeptiere ich mich so, wie ich bin.* (gute Selbstbeziehung)
- *... bestimme ich, was gut für mich ist ... bzw. ... gehe ich meinen eigenen Weg.* (Autonomie)
- *... bleibe ich in Sicherheit ... bzw. ... behalte ich den Überblick ... bzw. behalte ich die Kontrolle.* (Sicherheit und Kontrolle)

Sie können auch alle drei kombinieren. Der Satz könnte also heißen:
Auch wenn ich mich gerade so ausgeliefert fühle, liebe und akzeptiere ich mich so, wie ich bin, bleibe ich in Sicherheit und bestimme, was gut für mich ist.
Oder:
Auch wenn ich jetzt solche Angst vor der Operation habe, liebe und akzeptiere ich mich so, wie ich bin, behalte ich die Kontrolle und gehe meinen eigenen Weg mit der Erkrankung.

Es ist empfehlenswert, den ersten Teil, in dem es um die Selbstakzeptanz geht, in jedem Fall auszusprechen. Wenn Sie den Satz so nicht aussprechen können, gibt es verschiedene verdünnte Formulierungen:
Auch wenn ich gerade so ... (unangenehmes Gefühl benennen) bin,

- *... beginne ich, mich langsam so zu lieben und zu achten, wie ich bin.*
- *... wäre es gut, wenn ich mich lieben und akzeptieren könnte, wie ich bin.*
- *... wünsche ich mir, mich so zu lieben und zu akzeptieren, wie ich bin.*
- *... könnte es heilsam sein, wenn ich mich selbst so liebe und akzeptiere, wie ich bin.*

Während Sie den Selbststärkungspunkt unter dem linken Schlüsselbein reiben, sprechen Sie Ihren Selbststärkungssatz mindestens zwei Mal laut aus. Falls Sie auf der linken Seite einen Port haben oder sich das Reiben des Punktes unter dem Schlüsselbein unangenehm anfühlt, können Sie stattdessen auch unter dem rechten Schlüsselbein reiben oder den Punkt 1 (siehe Abbildung 2.2) auf dem Handrücken klopfen.

Alleine durch das Aussprechen der Selbststärkungssätze kommt es oft schon zu einer Reduktion des belastenden Gefühls.

2.3 Die Klopfübung

Als Nächstes beginnen Sie zu klopfen. Bei den Klopfpunkten handelt es sich um Akupunkturpunkte. Sie müssen für PEP die genaue Bedeutung nicht kennen, nur ungefähr wissen, wo die Punkte liegen. Sollten einige Punkte unangenehm oder sogar schmerzhaft sein, können Sie diese einfach aussparen oder nur leicht mit dem Finger darauf drücken und dabei jeweils ein- und ausatmen.

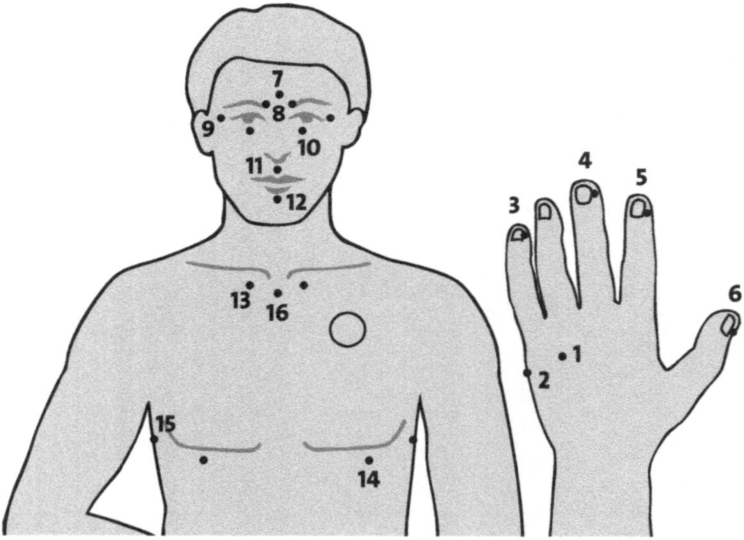

Abbildung 2.3: *Die 16 Klopfpunkte*

Sechzehn verschiedene Punkte werden mit den Fingerenden von Zeige-, Mittel- und Ringfinger der rechten Hand, bei Linkshändern der linken Hand, geklopft, jeweils ungefähr 10 bis 20 Mal pro Punkt. Sie können intuitiv entscheiden, auf welcher Körperseite Sie klopfen möchten, denn es genügt völlig, wenn Sie auf einer Seite klopfen. Es kann sein, dass Sie manche Punkte als angenehmer, andere als unangenehm bis schmerzhaft empfinden. Es gibt auch Punkte, bei denen Sie besonders schnell eine positive Reaktion verspüren werden. Sie können entweder genau die 16 Punkte, so wie sie in Abbildung 2.3 zu sehen sind, auch in dieser Reihenfolge auswählen, oder aber Sie nehmen die für Sie besonders effektiven Punkte und klopfen diese dann eventuell auch etwas länger. Während des Klopfens denken Sie an Ihr Thema, können das unangenehme Gefühl auch immer wieder einmal benennen, achten auch auf Ihren Körper und darauf, ob sich dort eventuell Reaktionen einstellen. So kann es sein, dass Sie vorübergehend einen Kloß im Hals bekommen, der Rücken sich verspannt oder Sie einen Druck im Magen verspüren. Alle Gefühle, auch die körperlichen, können während des Klopfens immer wieder angesprochen werden. So zum Beispiel: »meine Angst ..., mein Druckgefühl im Bauch ...« Bilder, Gedanken oder Vorstellungen können auftauchen, das Gefühl kann sich verändern. So kann es sein, dass sich z. B. Angst in Wut verwandelt. Dann sollten Sie das neue Gefühl im weiteren Verlauf beim Klopfen ansprechen. Nach ein bis zwei Klopfrunden überprüfen Sie, wo Ihr Stresspegel liegt (zwischen 1 und 10) und schieben dann, falls der Pegel noch größer als 3 ist, die Zwischenentspannung ein.

Der Ablauf der Zwischenentspannung ist folgendermaßen:

- Sie klopfen kontinuierlich den Punkt 1 auf dem Handrücken,
- schließen die Augen, öffnen die Augen wieder,
- halten den Kopf still und schauen mit den Augen nach unten rechts, dann nach unten links,
- lassen die Augen 360° rechts herum kreisen dann 360° links herum kreisen,
- summen dabei einige Töne oder eine Melodie,
- während Sie dabei kontinuierlich weiter klopfen,
- zählen Sie dann von 77 an rückwärts bis 70 und summen wieder.

Nach der Zwischenentspannung ist es gut, noch einmal zu prüfen, wie stark das unangenehme Gefühl auf der subjektiven Stressskala zwischen 1 und 10 im Moment gerade ist. Sollte es größer als 3 sein, können Sie noch weitere ein bis zwei Runden klopfen und die Zwischenentspannung erneut anschließen. Diesen Ablauf können Sie mehrmals wiederholen. Wenn der Stresspegel 3 oder kleiner ist, beenden Sie das Ganze mit der Abschlussentspannung.

- Hierzu klopfen Sie wieder den Punkt 1 auf dem Handrücken,
- schließen dabei die Augen,
- öffnen die Augen wieder,
- schauen einmal mit den Augen zum Boden,
- dann bis zur Decke, so als würden Sie für 15 Sekunden die eigenen Augenbrauen anschauen,
- und schließen die Augen dann wieder, während Sie weiter klopfen,
- atmen einmal tief ein und langsam geräuschvoll wieder aus.

Falls der subjektive Stresswert sich nur in einem geringen Maß reduziert, sollten Sie überprüfen, ob eine der sogenannten Big-Five-Lösungsblockaden (Abschnitt 2.4) vorliegt.

Hier noch einmal eine Kurzanleitung zur emotionalen Selbsthilfe mittels Klopfen:

- Konzentrieren Sie sich auf das belastende Gefühl, das Sie verändern möchten.
- Wie unangenehm ist es auf einer Skala zwischen 1 und 10?
- Machen Sie eventuell die Überkreuzübung.
- Reiben Sie den Selbststärkungspunkt und sprechen Sie dabei den Selbststärkungssatz aus, z. B.:
  Auch wenn ich …, liebe und achte ich mich so, wie ich bin, bestimme ich jetzt, was gut für mich ist und bleibe in Sicherheit …
- Klopfen Sie die Körperpunkte und denken Sie dabei an das belastende Gefühl. Oder sprechen Sie es laut aus.
- Machen Sie eine Zwischenentspannung.
- Klopfen Sie erneut die Körperpunkte.
- Wenn das belastende Gefühl bei 3 oder kleiner ist, folgt die Abschlussentspannung.

2.4 Die Lösungsblockaden

Sollte der Stresspegel nicht unter drei sinken, liegt eine der sogenannten Big-Five-Lösungsblockaden vor. Diese sind auf bestimmte Denkmuster in unserem Stirnhirn zurückzuführen. Es gibt fünf verschiedene Möglichkeiten, mit denen wir uns selbst blockieren, uns hindern, selbstbewusst und mit guter Energie unser Leben zu leben.

1. Selbstvorwürfe

Damit entwerten wir uns selbst und lenken die ganze Aufmerksamkeit und Energie auf das, was wir glauben, falsch gemacht zu haben, oder was wir aus der heutigen Sicht so bewerten, als wäre es ein Fehler gewesen. Das kann z. B. im Zusammenhang mit der Krebserkrankungen sein, dass man sich vorwirft, geraucht zu haben, sich schlecht ernährt zu haben, zu wenig auf sich geachtet zu haben. Sollten solche Vorwürfe bei Ihnen aktuell vorhanden sein, dann gehen Sie folgendermaßen vor: Anstatt sich ständig Vorhaltungen zu machen, könnten Sie überlegen, ob Sie in der Situation oder dieser Zeit vielleicht nicht anders handeln konnten oder wollten oder es vielleicht doch einfach nicht besser wussten. Wenn Sie sich das klargemacht haben, ist es gut, die Selbstverzeihübung zu machen.

Zu Beginn steht auch hier die Selbststärkungsübung. Sie reiben den Selbststärkungspunkt unter dem linken Schlüsselbein und sagen dabei laut: »Auch wenn ich mir den Vorwurf mache, dass ich ..., liebe und akzeptiere ich mich so, wie ich bin.«

Dann überlegen Sie sich, ob Sie nicht anders konnten oder nicht anders wollten, als so zu handeln, oder ob Sie es vielleicht nicht besser wussten, möglicherweise auch alles gleichzeitig.

Während Sie dann mit dem Zeigefinger der einen Hand auf die Nagelfalz des anderen Zeigefingers klopfen, sprechen Sie folgenden Satz laut aus: »Jetzt verzeihe ich mir das voll und ganz, weil mir klar wird, dass ich nicht anders konnte, vielleicht auch nicht anders wollte oder es nicht besser wusste. Und dazu stehe ich jetzt.«

Dabei legen Sie die rechte Hand aufs Herz oder heben Sie wie zum Schwur. Je nachdem, was sich besser anfühlt.

In der Regel fühlt man sich danach entlastet, was sich körperlich auch durch ein tiefes Durchatmen ausdrückt.
Sie können diese Übung auch zwei bis drei Mal hintereinander machen. Falls die Selbstvorwürfe weiter bestehen, können Sie die Selbststärkungsübung mit folgendem Satz machen: »Auch wenn ich lieber weiter leide, indem ich mir selbst Vorwürfe mache, liebe und akzeptiere ich mich so, wie ich bin.«

2. Fremdvorwürfe, also Vorwürfen an andere
Auch damit schwächen wir uns selbst, denn wir machen den anderen zum Täter, geben ihm sozusagen die Schuld. Wir selbst werden dadurch zum Opfer, geraten in eine Situation, in der wir uns hilflos ausgeliefert fühlen. Dazu kommt, dass wir in der Regel voller Wut und Groll auf den anderen, also ständig mit negativen Gefühlen belastet sind, was uns Energie raubt. Unsere Lebensfreude leidet, während derjenige, auf den sich unsere Vorwürfe richten, sich möglicherweise gleichzeitig seines Lebens freut. Um bei Ihnen vorhandene Fremdvorwürfe aufzulösen, sprechen Sie zunächst wieder einen Selbststärkungssatz aus. Zum Beispiel: »Auch wenn ich NN vorwerfe, dass er/sie mich so verletzt hat, liebe und achte ich mich so, wie ich bin, gehe meinen eigenen Weg und bleibe in Sicherheit.« Dann folgt auch hier die Frage, ob der/die andere nicht anders konnte oder nicht anders wollte oder es vielleicht auch nicht besser wusste, als er/sie so gehandelt hat. Wenn Sie das herausgefunden haben, sprechen Sie das ebenfalls laut aus, indem Sie parallel dazu den Selbststärkungspunkt reiben: »Auch wenn NN nicht anders konnte bzw. wollte, als mir das anzutun, lasse ich jetzt die gesamte Verantwortung für sein/ihr Verhalten, diese Verletzung bei ihm oder ihr.« Es reicht vollkommen, die Verantwortung bei dem anderen zu lassen, man muss ihm nicht verzeihen. Auch diesen Ablauf können Sie noch einmal wiederholen. Die Entlastung zeigt sich körperlich oft durch eine tiefe Ausatmung. Sollten die Fremdvorwürfe weiter bestehen, so können Sie, indem Sie weiter den Selbstbestätigungspunkt reibt, noch sagen: »Auch wenn ich lieber weiter leide, anstatt die Verantwortung bei ... zu lassen, liebe und akzeptiere ich mich so, wie ich bin.«

3. Erwartungen an andere

Ganz unabhängig davon, ob diese Erwartungen berechtigt oder unberechtigt sind, mache ich mich, sobald ich etwas von jemand anderem erwarte, von diesem abhängig, denn ich definiere ein Ziel, das nur der andere, nicht jedoch ich selbst, lösen kann. Auch mit diesen Fremderwartungen manövriere ich mich in eine Opferhaltung. Ich bin solange hilflos und wütend, wie der andere die Erwartungen nicht erfüllt. Oft resultiert aus den unerfüllten Erwartungen dann später noch ein Fremdvorwurf. Sollten Sie derartige Erwartungen an andere haben, dann können Sie sie auflösen, indem Sie zunächst wieder den Selbststärkungspunkt reiben und dabei laut aussprechen: »Auch wenn ich von ... erwarte, dass er/sie ... (Erwartung benennen), liebe und akzeptiere ich mich so, wie ich bin und bestimme, was gut für mich ist. Auch wenn ich dadurch ein Ziel definiert habe, das ich selbst nicht erfüllen kann und ich dem/der anderen dadurch Macht über mich und meine Gefühle gebe, bestimme ich, was gut für mich ist. Auch wenn ich NN damit sozusagen eine Fernbedienung für mich in die Hände gegeben habe und eine ganze Kiste Batterien dazu, bestimme ich, was gut für mich ist.« Hilfreich ist es, für sich im Anschluss noch eine Affirmation zu formulieren, die den positiven Effekt des Loslassens benennt, die man sich aufschreibt und dann für ca. 6 bis 8 Wochen zweimal täglich zweimal ausspricht. Das kann z. B. sein: »Jetzt mache ich mich innerlich frei von ..., indem ich meine Erwartungen loslasse. Ich lasse es mir gut gehen und genieße mein Leben.«

4. Das sogenannte Schrumpfen

Davon spricht man, wenn jemand sich in einer Situation als sehr viel jünger empfindet, als er eigentlich ist. Das passiert oft unbewusst und wie automatisch. Das Problem dabei ist, dass wir uns dann, wenn wir in einer Situation schrumpfen, sehr viel jünger erleben. In dem jüngeren Lebensalter hatten wir jedoch deutlich weniger Fähigkeiten und Kompetenzen, was dazu führen kann, dass wir uns der momentanen Herausforderung nicht gewachsen fühlen. In diesem Fall reicht es oft schon aus, dass Sie sich klarmachen, dass Sie am heutigen Tag soundso viele Jahre alt sind, erwachsen und lebenserfahren. Eine hilfreiche Affirmation an dieser Stelle ist: »Auch wenn ich in dieser oder jener Situation immer wieder schrumpfe und vergesse, wie alt ich tatsächlich bin, bestimme ich jetzt, was gut für mich ist, und bleibe in Sicherheit. Ab sofort bleibe ich in jeder Situation oder in dieser Situation die erwachsene kompetente lebenserfahrene Person, die ich bin.« Den zweiten Satz können Sie dann noch für einige Wochen als Kraftsatz nutzen, indem Sie ihn täglich mehrmals laut aussprechen und dabei den Selbststärkungspunkt reiben.

5. Die sogenannten parafunktionalen Loyalitäten
Loyalität bedeutet, dass ich jemand anderem eng verbunden bin. Wenn ich durch diese Loyalität mir selbst schade, dann nennt man das »parafunktionale Loyalität«. So kann es z. B. sein, dass ich aus Liebe oder Verbundenheit einem anderen gegenüber mir selbst nicht erlaube, glücklich und erfolgreich zu sein. Diese Problematik, falls vorhanden, können Sie auflösen, indem Sie zunächst einen Selbststärkungssatz aussprechen: »Auch wenn ich mir aus Loyalität gegenüber ... nicht erlaube, ein glückliches, gesundes, zufriedenes Leben zu leben und Erfolg zu haben, liebe und akzeptiere ich mich so, wie ich bin.« Danach ist es gut, eine entsprechende Affirmation (Kraftsatz) zu formulieren, die Sie dann ebenfalls für einige Wochen zweimal täglich zweimal aussprechen. Das kann z. B. sein: »Wenn ich jetzt mein eigenes Leben glücklich lebe und gesund bin, bleibe ich liebevoll verbunden mit ... oder tue ich dies auch in Würdigung von ..., zu Ehren von ...«
Falls Sie bei der Auflösung der Blockaden Hilfe benötigen oder auch, wenn Sie im Leben etwas besonders Schwieriges, Belastendes erlebt haben, kann es sinnvoll sein, therapeutische Hilfe in Anspruch zu nehmen. Entsprechende, mit PEP erfahrene Therapeuten finden Sie auf der Homepage von Dr. Michael Bohne www.dr-michael-bohne.de in der Therapeutenliste.
Auf der Seite www.innen-leben.org finden Sie fünf kleine Videos, in denen Dr. med. Michael Bohne PEP erklärt und demonstriert.

3. Epigenetik, Placebo- und Noceboeffekt und die Macht der inneren Bilder

Im ersten Kapitel haben wir gesehen, wie eng Körper, Seele und Geist miteinander verbunden sind und wie sie zusammenarbeiten. Nun möchte ich Sie noch mit zwei weiteren Themenbereichen bekannt machen. Das ist zum einen die Epigenetik und zum anderen der Placeboeffekt. Beide Gebiete beschäftigen sich damit, dass unsere Überzeugungen, unsere Gefühle, unsere Vorstellungen und Bewertungen sowohl unser körperliches Befinden als auch z. B. die Wirksamkeit von Medikamenten beeinflussen. Diese Auswirkungen auf unsere Gesundheit und auf Heilungsprozesse werden momentan intensiv erforscht.

3.1 Die Epigenetik

Die Epigenetik ist ein spezielles Teilgebiet der Genetik. »Epi« kommt aus dem Lateinischen und bedeutet »über«. Die Epigenetik beschäftigt sich mit der übergeordneten Steuerung von Genen, unter anderem durch die Umwelt, durch die Wahrnehmungen unserer Sinnesorgane, durch unsere Bewertungen und vieles mehr.

Gene sind definierte Abschnitte der DNA. Sie befinden sich auf den Chromosomen im Zellkern. Die Gesamtheit der Gene, also der ganze DNA-Strang im Zellkern, auf dem die Erbanlagen gespeichert sind, wird Genom genannt.

Unsere Gene sind ständig in Kontakt mit unserer Umwelt. Sie können sich so an die aktuellen Umweltbedingungen anpassen, indem sie sozusagen an- oder abgeschaltet werden. Das Genom, die Gesamtheit der Erbanlagen, bleibt dabei unverändert. Epigenetische Prozesse steuern, welche Gene gerade aktiv und welche blockiert sind. Das geschieht abhängig von unserem Verhalten, unserem sozialen Umfeld, unserer Ernährung und unserer Umgebung. Je nachdem, ob diese Gene gerade benötigt werden oder nicht, schalten epigenetische Steuerungsmechanismen sie über biochemische Prozesse entsprechend ein oder aus. Während sich bei Mutationen die DNA (und damit der Träger der Erbanlagen) verändert, bleibt diese bei den epigenetischen Modifikationen gleich. Hier werden z. B. lediglich kleine Eiweißmoleküle an die DNA angeheftet bzw. wieder entfernt. Diese Ergänzungen bestimmen dann, welche Gene gerade wirksam sind und welche nicht.

Die so entstandenen Veränderungen sind zumindest zum Teil auch in der ersten Generation vererbbar. Wie genau die Lebenserfahrungen, die Verhaltensweisen, die Ernährungsgewohnheiten und die Umweltbedingungen der Eltern sich auf die Gene der Kinder auswirken, steht momentan im Zentrum von Forschungsarbeiten. Wenn man das Epigenom, die Gesamtheit der epigenetischen Veränderungen von eineiigen Zwillingen im Alter von drei Jahren vergleicht, gibt es da zunächst einmal noch keine wesentlichen Unterschiede. Ganz anders sieht es im Alter von 50 Jahren aus und zwar umso mehr, je unterschiedlicher die Lebensbedingungen der Zwillinge bis dahin waren.

Auch bei der Entstehung von Krebs hat die Epigenetik eine Bedeutung. So kann z. B. Krebs dadurch entstehen, dass die Gene für Reparaturenzyme und Schutzmechanismen ausgeschaltet werden. Nicht allein die Veränderungen der Zell-DNA führen zu einer Krebserkrankung. Die Epigenetik, die mit ihren Steuerelementen Gene ein- bzw. ausschalten kann, hat einen wesentlichen Einfluss. Bei vielen Tumoren finden sich epigenetische Veränderungen. Inzwischen werden daher bei Krebserkrankungen zunehmend epigenetische Analysen durchgeführt. Es scheint so, dass bestimmte epigenetische Merkmale geeignet sind, bei der Tumorfrüherkennung eingesetzt zu werden.

Auch unsere Psyche, unsere Denkmuster und unsere Gefühle beeinflussen die Epigenetik. In dem Buch *Intelligente Zellen – Wie Erfahrungen unsere Gene steuern* schreibt Lipton (2009, S. 142): »Unsere Überzeugungen sind wie der Filter vor einer Kamera – sie verändern unseren Blick auf die Welt und unsere Biologie passt sich diesem Blick an.«

Das wusste auch schon Mahatma Gandhi, als er sagte:

Deine Überzeugungen werden deine Gedanken.
Deine Gedanken werden deine Worte.
Deine Worte werden dein Handeln.
Dein Handeln wird zu deinen Gewohnheiten.
Deine Gewohnheiten werden zu deinen Werten.
Deine Werte werden zu deiner Bestimmung.

3.2 Der Placeboeffekt

Weitere wesentliche Effekte ergeben sich aus der Wirkung von Placebos. Auch diese werden momentan intensiv erforscht. Hier geht es um die Auswirkungen, die unsere Erwartungen und unsere Vorstellungskraft auf unseren Körper haben. Unter dem Placeboeffekt versteht man den Einfluss von Scheinmedikamenten auf Symptome, wie z.B. auf Schmerzen. Auch der Effekt, den Scheinbehandlungen und Arzt-Patienten-Kommunikation auf den Verlauf von Krankheiten haben, fällt hierunter.

Placebo kommt aus dem Lateinischen und heißt »Ich werde gefallen«. Das Gegenteil ist der Noceboeffekt. Nocebo bedeutet: »Ich werde schaden.« Der Placeboeffekt entsteht auf dem Boden einer positiven Erwartungshaltung im Gehirn. Dabei sind positive Erfahrungen, die wir im Leben gemacht haben und die in diesen Prozess einfließen, wesentlich beteiligt. Bemerkenswert ist in diesem Zusammenhang, dass Scheinmedikamente, sogenannte Placebos, sogar dann wirken, wenn sie als solche benannt werden. Durch den Placeboeffekt verändert sich die Neurobiologie des Gehirns. Substanzen wie Dopamin und Opioide, also körpereigene Schmerzmittel, werden ausgeschüttet.

Ernil Hansen (2015) beschreibt sowohl Placebo- als auch Noceboeffekte, die z. B. bei Zulassungsstudien für Medikamente vorkommen. Hier treten regelmäßig in der Placebogruppe, also bei Medikamenten ohne Wirkstoff, etwa 50 % der Wirkung sowie auch 50 % der Nebenwirkungen auf. Hansen beschreibt den Fall eines jungen Mannes, der an einer Studie über die Wirkung von Antidepressiva teilnahm. Er hatte 29 wirkstofflose Tabletten erhalten mit der Ansage, es handele sich um ein Antidepressivum. In suizidaler Absicht nahm er alle 29 Tabletten auf einmal ein und wurde in einem sehr schlechten Zustand in die Notaufnahme eingeliefert. Er benötigte kreislaufstabilisierende Infusionen und Herzmedikamente. Als sich herausstellte, dass die Tabletten, die er eingenommen hatte, in die Placebogruppe gehörten, also nur mit Stärke gefüllt waren, und man ihm das mitteilte, ging es ihm schlagartig besser. Es gibt inzwischen zahlreiche Studien zur Placebo- und Noceboforschung mit ähnlich eindrucksvollen Ergebnissen.

Jedoch nicht nur bei Medikamenten kommt dieser Effekt zum Tragen, sondern auch bei der Wahl der Worte, mit denen der Arzt oder das Pflegepersonal dem Patienten etwas mitteilt, wirkt er sich aus. Negative Aussagen können leicht zum Nocebo werden und sich negativ auf den Krankheitsverlauf auswirken. Die Bedeutung, die man diesen Worten gibt, ist immer subjektiv. Tobias Esch (2018) beschreibt eine Studie des US-amerikanischen Orthopäden Bruce Mosely, die bei Patienten mit Kniegelenksarthrose durchgeführt wurde. Mosely wollte herausfinden, welche Art der Knieoperation seinen Patienten am besten half, und teilte sie in drei Gruppen ein. Eine Gruppe der Patienten wurde tatsächlich am Knie operiert, indem der geschädigte Knorpel abgeschliffen wurde, bei der zweiten Gruppe wurde das Kniegelenk lediglich gespült, bei der dritten Gruppe wurde nur eine Scheinoperation vorgenommen. Es wurden zwei kleine Schnitte am Knie gemacht, während man den Patienten dabei auf dem Monitor Bilder einer echten Knieoperation zeigte. Alle drei Gruppen erhielten nach der Operation dasselbe Behandlungsprogramm einschließlich Gymnastik. Beim Heilungserfolg gab es, auch 2 Jahre nach dem Eingriff, keinen Unterschied zwischen den drei Gruppen. Mosely musste erkennen, dass der Nutzen der Operation alleine auf den Placeboeffekt zurückzuführen war. Alleine die Vorstellung eines heilsamen Eingriffs hatte also schon zur Heilung geführt.

Inzwischen konnte sogar nachgewiesen werden, dass es bei entsprechender Erwartungshaltung nach Vorankündigung von zu erwartenden Schmerzen, auch bei aktuell fehlender Schmerzursache, im Gehirn zur Aktivierung derselben Hirnareale kommt wie bei echtem Schmerz.

Auch biochemische Veränderungen im Blut, z. B. das Absinken von körpereigenen Endorphinen (schmerzreduzierenden Stoffen), konnten gezeigt werden.

Andererseits traten z. B. im Aufklärungsgespräch erwähnte Nebenwirkungen häufiger auf, als wenn sie nicht erwähnt wurden. Wichtig ist hier, dass im Rahmen des Noceboeffekts allein die Erwartung eines bestimmten Symptoms dieses auch auftreten lassen kann. Die negative Erwartungshaltung führt zu Angst, Stress und einer insgesamt pessimistischen Grundeinstellung. Hierdurch wird die Gesundheit negativ beeinflusst.

In einer Notfallsituation, immer dann, wenn wir mit Angst, Krankheit, Stress und Hoffnungslosigkeit konfrontiert sind, bildet sich automatisch eine leichte Trance aus. Trance ist ein völlig natürlich auftretender Zustand von fokussierter Aufmerksamkeit, der sich z. B. einstellt, wenn wir konzentriert bei einer Arbeit sind, die uns ganz fesselt. Der Trancezustand ist dadurch gekennzeichnet, dass wir dann mehr in Bildern und bildhaften Vorstellungen denken, weniger logisch und vernünftig. Wir sind mit der Aufmerksamkeit auf all das, was auf uns zukommt, fokussiert, verstehen alles, was uns gesagt wird, wortwörtlich und sind dadurch stark suggestibel, d. h. beeinflussbar. Es ist vollkommen klar, dass in einer solchen Situation ganz entscheidend wichtig ist, wie uns etwas mitgeteilt wird. Die dabei verwendete Wortwahl beeinflusst, wie wir auf einen anstehenden Eingriff, eine Therapie oder aber auch auf eine Diagnosemitteilung letztlich reagieren.

Ernil Hansen (2010) beschreibt das Kansas-Experiment von Erik Wright, welches eindrucksvoll die Wirkung positiver Suggestionen zeigte. Dabei wurde eine Gruppe von Ersthelfern ohne Anweisung zum Unfallort geschickt, die andere Gruppe bekam folgende Anweisungen zum Umgang mit den Patienten:

- Bringen Sie den Patienten möglichst rasch vom Unfallort und aus dem Gedränge weg.
- Betreiben Sie keine negative oder belanglose Konversation.
- Lesen Sie dem Patienten unabhängig davon, ob er die Augen geschlossen oder geöffnet hat, auch wenn er bewusstlos sein sollte,

> mehrfach ganz ruhig folgenden Text vor (Hansen, 2010, S. 51): »Das Schlimmste ist vorbei. Wir bringen Sie jetzt ins Krankenhaus, wo schon alles vorbereitet wird. Ihr Körper kann sich auf seine Selbstheilungskräfte konzentrieren, während Sie sich jetzt ganz geborgen fühlen können. Lassen Sie alle Organe, Ihr Herz, Ihre Blutgefäße, sich selbst in einen Zustand versetzen, der Ihr Überleben und eine rasche Heilung sicherstellt. Bluten Sie gerade so viel, wie nötig, um die Wunde zu reinigen und lassen Sie dann Ihre Gefäße sich von selbst so weit schließen, dass Ihr Leben gesichert ist. Ihre Körperfunktionen, Ihre Körpertemperatur, alles wird optimal aufrechterhalten, während im Krankenhaus schon alles für Ihre optimale Versorgung hergerichtet wird. Wir bringen Sie so schnell und sicher wie nur möglich dorthin. Sie sind jetzt in Sicherheit. Das Schlimmste ist vorüber.«

Das Ergebnis war, dass die Patienten der instruierten Gruppe zu einem höheren Prozentsatz lebend das Krankenhaus erreichten, dass eine höhere Anzahl von ihnen überlebte, dass die Überlebenden nach einem kürzeren Krankenhausaufenthalt auch schneller wieder gesund wurden.

Wie bereits erwähnt, ist es wichtig, mit welchen Worten der Arzt dem Patienten die Diagnose mitteilt, wobei der Ernst der Situation durchaus erwähnt werden sollte. Wesentlich ist, den Patienten darauf einzustimmen, seine Widerstandskräfte zu stärken, herauszufinden, was ihm guttut, wie er sich am besten gesund ernähren und sich mehr bewegen kann, welche Menschen ihm angenehm sind und was ihn unterstützt. Wann immer der Arzt die Diagnose so mitteilt, dass jegliche Hoffnung fehlt, wird in der Regel das Selbst des Patienten geschwächt. Es kommt durch den Stress zu einer Reaktion im vegetativen Nervensystem, die sich, wie in Abschnitt 1.3 beschrieben, auf das Immunsystem auswirkt. Negative Gedanken können leicht zum Nocebo werden, den Krankheitsverlauf negativ beeinflussen. Sowohl Placebos als auch Nocebos führen im Gehirn und im Körper zu entsprechenden biologischen Auswirkungen.

In der Konsequenz könnten Sie als Patient versuchen zu erkennen, in welcher Atmosphäre und mit welchen Aussagen Ihnen die Diagnose übermittelt wurde. Sollte das eher negativ sein, dann ist es gut, nicht alles wörtlich zu nehmen. Wenn irgendwie möglich, sollten Sie es an anderer Stelle hinterfragen, sodass Sie möglichst viel Klarheit und im besten Fall Hoffnung bekommen.

Ärzte haben oft sehr viel Zeitdruck. Manchen, die ansonsten fachlich sehr versiert sind, fällt es schwer, belastende Diagnosen empathisch zu kommunizieren. Es ist immer erlaubt und oft hilfreich, um ein weiteres Gespräch mit genügend Zeit in ruhiger Atmosphäre zu bitten oder eine Zweitmeinung einzuholen.

Ein Patient von mir, mit Bronchialkarzinom auf der einen Seite und mehreren Metastasen auf der anderen Seite der Lunge, erhielt von seinem Arzt die Mitteilung, dass der Befund inoperabel sei. Er könne lediglich eine Chemotherapie bekommen und habe wahrscheinlich noch maximal ca. sechs Monate zu leben. Davon ließ der Patient sich nicht beeindrucken. Er entwickelte die Vorstellung, dass es dem Tumor wohl nicht klar wäre, dass er mit ihm sterben würde und dass der Tumor doch sicher nicht sterben wolle. So sprach er in diesem Sinne mehrmals täglich intensiv mit seinem Karzinom und sagte: »Pass du nur gut auf, Bursche, wenn du mich tötest, stirbst du auch.« Wie durch ein Wunder bildeten sich unter der eigentlich rein palliativ durchgeführten Chemotherapie sowohl der Primärtumor als auch die Metastasen vollkommen zurück. Das ist inzwischen ca. 15 Jahre her und der Patient redet, weil er sich damit sicherer fühlt, zwar seltener, aber immer noch mit seinem Tumor. Man kann vermuten, dass die Vorstellungskraft des Patienten hier die Chemotherapie, von der primär nur eine Lebensverlängerung zu erwarten war, auf heilsame Weise unterstützt hat.

Es ist gut, achtsam zu sein, sich möglichst nicht durch negative Aussagen beeinflussen zu lassen, zu prüfen, wie ernst man diese nehmen will, sich dann ein eigenes neutrales, realistisches Bild von der Erkrankung und ihrem Verlauf zu machen. Techniken der Imagination und der Hypnose, auf die ich im nächsten Kapitel näher eingehen werde, können dabei sehr unterstützend sein.

Zweite Einkehr

Nehmen Sie sich ein wenig Zeit für sich, gönnen Sie sich einige erfrischende Atemzüge, bei denen Sie sich vorstellen, nur durch das rechte Nasenloch ein- und durch das linke auszuatmen.

Welche Erinnerungen tauchen auf in Gedanken an ...

- eine schöne Winterlandschaft in den Bergen,
- den Blick von einem Hochplateau,
- die Landschaft bedeckt von einer weichen Decke aus Schnee,
- frische klare Luft, unendliche Ruhe,
- einen tiefblauen Himmel,
- den in der Sonne glitzernden Schnee,
- einen grandiosen atemberaubenden Ausblick auf die umgebende Bergwelt,
- weiß bedeckte Gipfel, ein bläulich schimmerndes Panorama,
- Tannen mit weißen Hauben aus Schnee,
- ein Gefühl von Freiheit, Frieden und Frische. Wunderbare Ruhe – herrliche Aussichten.

4. Selbsthypnose und Imagination

4.1 Die Wirkung von Hypnose und Imagination

Wie Gerald Hüther (2008) in *Die Macht der inneren Bilder* schreibt, können lernfähige Gehirne ständig neue Ideen und Vorstellungen erzeugen. Innere Bilder sind im Gehirn abgespeicherte Nervenzellnetze. Diese bilden sich in den ersten 6 Lebensjahren dadurch, dass bestimmte Muster immer wieder aufgebaut werden und sich verstärken. Je besser die Beziehungen sind, je mehr Vertrauen und emotionale Sicherheit die Kinder haben, umso stabiler sind die Netzwerke. Sie bestimmen unser Denken, Fühlen und Handeln. Unsere inneren Bilder und Vorstellungen sind immer auch mit Gefühlen verbunden. Alles, was wir mit unseren Sinnesorganen wahrnehmen, wird in der Hirnrinde als typisches Erregungsmuster bzw. Bild abgespeichert. Kommen neue Sinneseindrücke hinzu, dann überlagern diese das alte Muster und es entsteht ein neues erweitertes Muster. So bildet sich, je nach Sinneseindruck, ein neues inneres »Sehbild«, »Hörbild«, »Geruchsbild«, »Tastbild« oder »Geschmacksbild«. Je gefühlsbetonter wir die dazugehörige Situation erleben, umso stabiler ist das entstehende Bild.

Die inneren Bilder, also auch die ihnen zugrundeliegenden Nervenzellnetze, sind ein Leben lang veränderbar. Je erfolgreicher wir in unserem Leben immer wieder auftretende Schwierigkeiten auf eine bestimmte Art und Weise bewältigen, desto wirkungsvoller werden die dabei aktivierten Nerven-Zell-Verbindungen miteinander verknüpft. Das dazugehörige innere Bild, das unsere Reaktionen und unser Handeln steuert, wird immer schärfer. Andererseits schwächen sich Verbindungen, die selten oder nicht genutzt werden, mit der Zeit ab.

Die Erlebnisse, die mit intensiven Gefühlen einhergehen, sind mit dem limbischen System, unserer Gefühlszentrale im Mittelhirn, verbunden. Von da aus wirken sie über das vegetative Nervensystem auf den Körper. So gibt es Bilder, die uns zu Herzen gehen, Bilder, die uns auf den Magen schlagen, Bilder, bei denen wir eine Gänsehaut bekommen, und Bilder, bei denen das Herz vor Freude hüpft. Alle diese Bilder, die wir zum größten Teil unbewusst mit uns herumtragen, beeinflussen unser Denken, Fühlen und Handeln. Mit Hilfe von Hypnose, die stark über Vorstellungen und Bilder arbeitet, kann man die inneren Bilder verändern. So schreibt Hüther (2008): »Die Welt der Fantasie ist der einzige Ort, an dem wir tun und lassen können, was wir wollen.« Durch die fantasievolle Veränderung der inneren Bilder ändert sich auch das dazugehörige Gefühl. Es eröffnen sich neue Wege und Möglichkeiten.

Hypnose ist eines der ältesten Heilverfahren überhaupt. Bereits beim Tempelschlaf im alten Ägypten wurden hypnoseartige Trancezustände zur Behandlung eingesetzt. Trance ist ein ganz natürlicher Zustand, der durch fokussierte Aufmerksamkeit entsteht und den wir immer wieder von ganz alleine einnehmen. Sie tritt spontan auf, z. B. in Form von Selbstvergessenheit beim Lesen eines spannenden Buches oder wenn wir in eine Arbeit vertieft sind. In der Trance harmonisiert sich unser inneres System, unser Stresslevel sinkt, wir haben eine intensivere Vorstellungskraft, sind empfänglich für Suggestionen. Gleichzeitig verändert sich unsere Wahrnehmung für die Zeit, die wir entweder als kürzer oder länger dauernd empfinden, als sie tatsächlich ist.

Unser stilles unbewusstes Wissen macht ungefähr 85 % unseres gesamten Wissens aus. Es bietet uns ein großes Reservoir an Möglichkeiten. Auch wenn es uns nicht bewusst ist, beeinflusst es unser Verhalten, unsere Gedanken und unsere Gefühle. Unsere Träume sind bildhafte Problemlösungsstrategien aus dem Unbewussten. Das können wir nutzen, indem wir innere Bilder und Vorstellungen aktivieren und verändern.

Da jeder Mensch ein in sich abgeschlossenes Wesen ist, ist auch in Trance eine Fremdbeeinflussung nicht möglich, denn alles, was an Anregungen von außen kommt, wird von jedem Einzelnen ganz persönlich bewertet – nur das Brauchbare wird übernommen. In der Trance bauen wir eine besondere Beziehung zu uns selbst und zu unserem Unbewussten auf. Wir können wichtige emotionale Erfahrungen machen, indem wir einen Zugang zu Bildern und Gefühlen herstellen. Durch die Veränderung der inneren Bilder in der Trance entsteht eine neue passendere Beziehung zu uns selbst. Das wiederum wirkt sich meistens stabilisierend aus. In der Hypnose entsteht nur ein veränderter Bewusstseinszustand. Man behält dabei die Kontrolle und kann sich in der Regel anschließend an alles erinnern.

Unter Berücksichtigung des Placeboeffektes wird klar, dass sich entsprechende Vorstellungen förderlich auswirken können. Unsere Vorstellung von der Krankheit und der Möglichkeit, wieder gesund werden zu können, hat einen Einfluss darauf, wie wir uns fühlen. Wenn wir uns die Krankheit als besiegbar vorstellen können, wirkt sie nicht mehr so bedrohlich und wir erleben uns nicht mehr so ohnmächtig. Hypnotherapie stärkt die Selbstwirksamkeit, denn in Trance ist es besonders leicht, in Kontakt mit den eigenen Ressourcen zu kommen. Erinnerungen an glückliche, fröhliche, erfüllende Momente im Leben, an Situationen, in denen wir erfolgreich waren, können intensiviert und reaktiviert werden. Dadurch fühlen wir uns besser und können die negativen und belastenden Effekte der Krankheit oft leichter bewältigen.

Im Nebeneffekt führt die Trance zu einem angenehmen Entspannungszustand. Die Ausschüttung von Stresshormonen sinkt, das autonome Nervensystem schaltet auf Ruhe und Erholung um, das Immunsystem normalisiert sich, der Organismus kann sich erholen und wird vor Überlastung geschützt. Körpereigene Selbstheilungskräfte können ins Gleichgewicht kommen.

H. J. Ebell und K. Hönig (2015), die hypnotherapeutisch mit onkologischen Patienten arbeiten, halten es für erwiesen, dass Hypnose und Selbsthypnose für Krebspatienten sehr hilfreich sind. Sie führen zur besseren Kontrolle von Symptomen wie Schmerz, Angst, Schlafstörung und Übelkeit. Die Nebenwirkungen von Chemotherapie und Bestrahlung lassen sich beeinflussen. Die Netzwerke in unserem Gehirn sind sehr gut veränderbar. Neue Erfahrungen, und zwar gleichgültig, ob sie nun in der Realität gemacht wurden oder allein in der Vorstellung über Bilder, können sowohl unser Erleben als auch unser Handeln verändern.

Die Arbeit mit Hypnose ist eine wertvolle Unterstützung für Krebspatienten (Hönig 2017). Sie steigert die Selbstwirksamkeit. Durch Abbau von Stress und Reduktion sowohl von Symptomen als auch von Nebenwirkungen kommt es zu einer Verbesserung der Lebensqualität. Hypnose trägt also insgesamt zur Bewältigung der Krankheit und der damit verbundenen Beeinträchtigungen bei. In der Trance können Ressourcen, wie z. B. Gefühle der Freude und des Glücks, der Stärke sowie Selbstsicherheit reaktiviert werden. Diese kurzfristige Linderung der Symptome kann durch eigene bildhafte Vorstellungen und durch Anleitung zur Selbsthypnose in Form von gesprochenen Texten bewirkt werden.

Für alle mittel- bzw. längerfristigen hypnotherapeutischen Behandlungen, z. B. zur Bearbeitung von alten Konflikten bzw. belastenden Lebensthemen oder zur lösungsorientierenden Weiterarbeit, ist eine therapeutische Unterstützung erforderlich. Entsprechend ausgebildete, qualifizierte Therapeuten finden Sie auf den Internetseiten der DGH, der MEG und der DGäEHAT (siehe Anhang).

4.2 Anregungen zur Selbsthypnose

Sowohl aus meiner Arbeit mit den Patienten als auch aus eigener Erfahrung kann ich die wohltuende Wirkung von Hypnose und der Beschäftigung mit den inneren Bildern bestätigen. Vor allem während unangenehmer länger dauernder Untersuchungen schloss ich die Augen und ging in Gedanken auf Wanderschaft. Ich erinnerte mich an schöne Landschaften, stellte mir diese mit vielen Sinnen bildhaft vor, genoss in der Vorstellung die warme Sonne auf der Haut und den Blick aufs blaue Meer, hörte das Geräusch der Wellen. So konnte ich mich gut ablenken. Dank der verkürzten Zeitwahrnehmung in der Trance ging gefühlt alles sehr zügig vorbei. So nahm ich z. B. die Enge der MRT-Röhre auf diese Weise gar nicht mehr wahr.

In allen belastenden Situationen, beim Warten auf Befunde oder während unangenehmer Untersuchungen, können Sie sich schöne Bilder aus der Erinnerung vorstellen, z. B. Spaziergänge durch schöne

Landschaften, Aussichten aufs Meer, die Beobachtung von Kindern beim Spielen oder von Pferden auf der Weide, einen Konzertbesuch mit lieben Menschen, fröhliches Tanzen zu Lieblingsmusik usw. Sie können auswählen, was für Sie am angenehmsten ist, auch das eine oder andere ausprobieren. Um sich zu stabilisieren, könnten Sie versuchen, sich an Situationen im Leben zu erinnern, in denen Sie sich stark und stabil gefühlt haben.

Falls Sie gerne die inneren Bilder und Hypnose für sich nutzen möchten, können Sie in Anlehnung an die Einkehrtexte in diesem Buch versuchen, solche für sich zu finden. Wenn das schwierig sein sollte, könnte es für Sie eventuell von Vorteil sein, sich an einen erfahrenen Hypnotherapeuten zu wenden. Dieser unterstützt Sie dabei, eigene passende Bilder zu finden und zu verankern.

Wie schnell sich Vorstellungen auf den Körper auswirken, können Sie kurz ausprobieren. Schließen Sie die Augen und lassen Sie das Bild einer wunderbar reifen, saftigen Zitrone deutlich werden ... Stellen Sie sich vor, daran zu riechen, diesen typischen Geruch wahrzunehmen ..., denken Sie daran, wo, unter welchem Himmel und welcher Sonne, in welcher Umgebung diese Zitrone wohl gewachsen sein mag ..., wer sie geerntet hat. Dann können Sie sich vorstellen, dass Sie diese wunderbar sonnengereifte Zitrone anschneiden, der Saft tropft heraus und Sie lassen etwas Saft auf Ihre Zunge tropfen, um den Geschmack zu probieren ... Spüren Sie, wie Ihr Körper reagiert?

In einem Seminar bei Harald Krutiak lernte ich seine Technik zur Stärkung der Selbstheilungskräfte kennen. Dabei lenkt man die Aufmerksamkeit auf einen Teil im Körper, der immer schon gesund war. Egal, was es ist, die Augen, die Nägel, das Herz, man stellt sich dieses Organ oder diesen Teil von sich vor, seine Größe, die Gesundheit, die Vitalität, die darin steckt. Dann lässt man eine dazu passende Farbe deutlich werden, vielleicht auch eine Melodie, einen Klang der Gesundheit und ein dazugehöriges Gefühl. Schließlich stellt man sich vor, dass diese Farbe, dieses Gefühl oder dieser Klang sich im ganzen Körper ausbreitet, der Körper ganz damit angefüllt ist. Das lässt man dann eine Weile so wirken, bis man das Gefühl hat, dass es für den Moment reicht.

In Anlehnung an Carl Simonton (2000), einen Pionier der Psychoonkologie, kann man sich die Krankheit als besiegbar vorstellen und innere Bilder dafür entwickeln, wie das Immunsystem die Krankheit erfolgreich bekämpft. So kann man zunächst ein symbolisches Bild für den Krebs entwickeln. Das könnten z. B. Unkraut in einem Beet sein. Parallel dazu man kann sich ein Bild für die Immunzellen vorstellen, die diesen Krebs gezielt bekämpfen, in diesem Fall z. B. fleißige Gärtner, die das Unkraut rupfen und sammeln. Am Ende folgt ein Bild für den heilsamen Prozess, was in diesem Fall die Kompostierung sein könnte. Hier ist alles möglich, wichtig ist, dass das Bild für uns selbst stimmig ist, egal ob es Piranhas sind, die die Tumormasse fressen und wegtransportieren, oder ob man sich die Krankheit als Schmutzschicht vorstellt, die von fleißigen Helfern weggeputzt wird. Das Putzwasser kann am Ende in der Kanalisation oder in einem Fluss entsorgt werden. Der Kreativität sind keine Grenzen gesetzt.

Selbsthypnose kann auch helfen, unangenehme Symptome kurzfristig zu kontrollieren. Dabei konzentriert man sich zum Einstieg am besten auf das, was gerade aktuell vorhanden ist. Hier bietet sich immer die Atmung an, die ganz selbstverständlich immer genau passend für uns da ist. Über die Wahrnehmung von inneren Bildern, deren Weiterentwicklung und Veränderung, können wir in Kontakt mit unseren Fähigkeiten kommen. Wir können uns in unserer Vorstellung jederzeit an einen schönen, sicheren Ort träumen, können diesen so gestalten, dass wir uns dort wohlfühlen. Wir können Kontakt aufnehmen zu unserer inneren heilenden Instanz, dem Anteil in uns, der mit dem Wissen des Körpers um heilsame Abläufe verbunden ist. Der Körper hat dieses Wissen, er weiß z. B. genau, was er tun muss, wenn wir uns in den Finger schneiden oder verletzen. Wir brauchen nicht darüber nachzudenken, der Körper leitet alles in die Wege, was er braucht, damit die Wunde heilt. Dieser sogenannte »innere Heiler« hat in Anlehnung an die Archetypen von C. G. Jung irgendeine, für jeden individuelle typische Gestalt. Vielleicht ist es ein Engel, ein Zauberer, ein Kräuterweib, ein Tier oder eine Wolke aus Licht. Viele verschiedene Bilder sind möglich. Mit dieser heilenden Instanz kann man kommunizieren, sie fragen, welche Nahrungsmittel gut sind, was man trinken soll, was man tun kann, um sich gut zu fühlen. So kommen wir auf unterstützende Weise in Kontakt mit unseren Selbstheilungskräften.

Eine weitere Option zur Nutzung von Selbsthypnose ist, sich ein positives Bild von sich selbst in der Zukunft zu machen. Dabei entwickelt man eine Vorstellung von allem, was man sich selbst für die Zukunft wünschen würde, wie man sich fühlen möchte und wie man sich das Leben in 3 oder 10 Jahren erträumt. Ein wenig so, als wenn eine gute Fee erschiene und man sich das wünschen könnte. Zusätzlich zu dieser Vorstellung von sich selbst in dieser Situation in der Zukunft kann man sich vorstellen, wie dankbar man dann ist, dass alles so einen guten Weg genommen hat.

Von Agnes Kaiser Rekkas gibt es eine sehr empfehlenswerte Audio-CD mit acht Hypnoseanleitungen zur Förderung der Selbstwirksamkeit in der Psychoonkologie. Sie ist 2014 im Carl-Auer Verlag erschienen. Der Titel ist »Ich lebe mich gesund«.

Es folgt eine Zusammenstellung von Texten zur Selbsthypnose, die ich im Laufe der Jahre entwickelt habe. Sie hat sich gut bewährt. Sie können die einzelnen Abschnitte für sich so miteinander verknüpfen, wie es für Sie angenehm ist, je nach Situation. Nach dem ersten Abschnitt, der als Einleitung gedacht ist, können Sie entscheiden, wie und in welcher Kombination Sie die Texte weiter für sich auswählen. Sie können natürlich auch alles in dieser Reihenfolge hintereinander belassen und in der Gesamtheit nutzen. Den Text oder die von Ihnen ausgewählten Abschnitte können Sie sich entweder von jemandem sehr langsam, mit Pausen vorlesen lassen oder selbst entsprechend langsam gesprochen auf dem Smartphone aufnehmen. Die Aufnahme können Sie bei Bedarf dann, wo immer Sie sie brauchen, mit Kopfhörern anhören.

Sie können die Texte auch als Anregung zur Entwicklung eigener Bilder nutzen. Versuchen Sie es einfach einmal, vielleicht kommen Sie so zumindest in einen angenehmen Entspannungszustand.

WICHTIG! Bei allen Tätigkeiten, die Konzentration und Aufmerksamkeit erfordern, wie z. B. Autofahren oder Arbeit an Maschinen, sollten Sie die Texte nicht anhören. Da es sein kann, dass Sie dabei wegen der Entspannung kurz einschlafen, sollten Sie auch in der Badewanne darauf verzichten. Ob Sie sich zum Hören der Texte in einen bequemen Sessel oder auf einen Stuhl setzen oder ob Sie sich wohler fühlen, wenn Sie sich hinlegen, können Sie ausprobieren.

Aufgrund der unterschiedlichen Lebenserfahrungen ist möglicherweise nicht jeder der hier beispielhaft abgedruckten Texte für jeden gut geeignet und wohltuend. So kann es sein, dass im Einzelfall ein Bild individuell als weniger angenehm empfunden wird. Das merkt man dann allerdings schon beim Lesen des Textes. Ich würde Ihnen empfehlen, die Texte erst einmal durchzulesen und dann für sich diejenigen auszuwählen, die Ihnen angenehm sind. Wann immer irgendetwas unangenehm sein sollte, können Sie jederzeit die Augen öffnen, aus dem Bild aussteigen und sich auf einen Gegenstand im Raum oder auf die Aussicht aus dem Fenster konzentrieren. Am Ende der Selbsthypnose kommen Sie mit dem Öffnen der Augen wieder ganz im aktuellen Raum und in der Realität an. Finden Sie etwas Grünes und etwas Rechteckiges und schauen Sie sich beides genau an, recken und strecken Sie sich, wie nach einem tiefen Schlaf. Atmen Sie einmal tief ein und langsam wieder aus. Dann sind Sie wieder ganz im Hier und Jetzt, wach, frisch und erholt.

Texte zur Selbsthypnose

Mache es dir bequem und wenn möglich schließe die Augen. Während all das, was dich gerade noch beschäftigt hat, für einen Augenblick unwichtig werden und in den Hintergrund treten kann, kannst du eintauchen in wohliges Loslassen und Geschehenlassen. Bevor du dich entspannst, ist es gut, noch einmal zu prüfen, ob sich auch alles ganz angenehm und bequem anfühlt. Kannst du wahrnehmen, wie und an welchen Stellen dein Körper die Unterlage berührt? Versuche einmal zu spüren, ob es sich auf der rechten Seite genauso anfühlt wie auf der linken Seite. Gibt es Unterschiede? An

welchen Stellen fühlst du den Kontakt der Kleidung zum Körper? Hörst du Geräusche aus der Umgebung? Falls ja, können sie dich wie eine Melodie im Hintergrund begleiten und falls Gedanken auftauchen, kannst du diese freundlich begrüßen, sie in eine kleine Wolke packen und sie am Himmel dahinziehen lassen, eine nach der anderen. Gleichzeitig kannst du auf deine Atmung achten, die ganz selbstverständlich immer genau den richtigen Rhythmus für dich hat, genau passend für dich ist. Fühlst du, was sich beim Einatmen im Körper bewegt und was beim Ausatmen? Versuche einmal zu spüren, dass das Einatmen aktiv ist und das Ausatmen ganz von alleine geschieht. Vielleicht kannst du wahrzunehmen, wie die Luft beim Einatmen ein wenig kühler durch die Nase strömt als beim Ausatmen. So kann jetzt mit jedem Einatmen Wohlgefühl, gute Energie und Gelassenheit in den Körper hineinströmen und mit jeder Ausatmung all das, was überflüssig ist und losgelassen werden darf, an Anspannung und Belastung, aus dem Körper hinausströmen, ganz von selbst ... Und je mehr du so mit jedem Ausatmen ein wenig tiefer in einen angenehmen Zustand der Entspannung gleitest, umso leichter kannst du mit liebevoller Wertschätzung und bedingungsloser Anerkennung für dich selbst heilsamen inneren Bildern und Vorstellungen nachgehen.
Nun kannst du dich an einen schönen Baum träumen, vielleicht aus deiner Erinnerung, vielleicht aus der Fantasie, einen Baum, der dir gut gefällt.
Du kannst dir die Zeit lassen, die du brauchst, um den passenden Baum für dich zu finden und dir diesen Baum vorzustellen. Wenn du dort angekommen bist, an deinem Baum, kannst du erst einmal schauen, wie der Boden unter deinen Füßen und rund um den Baum herum aussieht. Was wächst dort? Wie sieht das Erdreich aus? Du kannst dir die Wurzeln des Baumes anschauen, kannst sehen, wie diese Wurzeln im Erdreich verankert sind, sicher und fest. Über diese Wurzeln bekommt der Baum festen Halt, Wasser und Nahrung, sicheren festen Halt und stärkende Nahrung. Du kannst dir den Baumstamm genau anschauen, kannst vielleicht auch einmal spüren, wie das Holz sich anfühlt, die Rauigkeit der Rinde wahrnehmen. Riechst du den Geruch des Holzes? Du kannst dir die Rinde anschauen, sehen, dass sie manche Kerben und Verdickungen, Narben hat, durch Naturgewalten, den Einfluss von Wetter und Umgebung. Trotzdem ist der Baum weitergewach-

sen und zu dem schönen, gesunden, stabilen Baum geworden, der er ist. Nun kannst du am Stamm entlang nach oben blicken, sehen, wie dieser sich weiter oben verzweigt in Äste und Zweige, an denen sich das Grün befindet. Vielleicht bildet der Baum so etwas wie eine schützende Krone über dir, durch die du an manchen Stellen den blauen Himmel und das Sonnenlicht sehen kannst, und wenn du dann wieder auf den Boden schaust, dann sind da eventuell Schattenmuster, die die Sonne mit den Ästen und dem Grün auf dem Boden zeichnet. Durch einen leichten Wind sind diese Muster ständig in Bewegung, bewegen sich, verändern sich ständig, so wie viele Dinge sich verändern können. Wenn du magst, kannst du dich jetzt einmal an den Baum anlehnen, dich auf deine Weise mit dem Baum verbinden, so wie es sich angenehm für dich anfühlt, mit dem Rücken im Stehen oder auch im Sitzen, oder wenn es dir lieber ist, kannst du den Baum umarmen. So verbunden mit dem Baum bekommst du eine Idee davon, wie es ist, sicher und fest geerdet zu sein, gut versorgt und ernährt und gleichzeitig nach oben hin mit dem Himmel und dem Sonnenlicht in Kontakt zu stehen. Vielleicht kannst du so die Kraft des Baumes spüren und ein wenig von seiner Energie tanken. Wenn du magst, kannst du da noch eine geraume Zeit so bleiben oder dir irgendwann ein wenig die umgebende Landschaft anschauen, bevor du dann entweder dich hier von dem Baum verabschiedest, ihm dankst und die Trance für heute beendest, indem du rückwärts zählst von 7 bis 1 und bei 1 die Augen öffnest, dich reckst und streckst oder aber weitermachst ...
Und ... dich jetzt von deinem Baum aus an einem schönen Ort träumst, irgendeinen Ort, der dir gut gefällt, an dem du dich vollkommen sicher, wohl und geborgen fühlen kannst. Das kann ein Ort sein, den du kennst, wo du schon einmal warst oder aber auch ein Ort aus deiner Fantasie.
Es kann ein Ort am Meer sein, ein weißer Strand mit feinem Sand am blauen Meer, eine Insel, eine saftig grüne Alm in den Bergen mit herrlichem Ausblick, ein gemütliches Haus in einer schönen Landschaft, ein blühender Garten, eine Burg mit dicken Mauern und Wassergraben, ein weiches Himmelbett, eine Hängematte zwischen blühenden Apfelbäumen, ganz egal, wichtig ist, dass alles dort so ist, wie du es brauchst, um dich wohlzufühlen, dass du dich ganz sicher und geborgen fühlen kannst. Und lass dir Zeit, alle Zeit, die nötig ist, um dir diesen Ort in Ruhe gut vorzustellen. Und wenn

du dort angekommen bist, dann schau dir alles ganz genau an, spüre, wie der Boden sich unter den Füßen anfühlt, schau dir an, wie der Boden beschaffen ist, schau dir genau alles an, was es zu sehen gibt, die Farben, die Formen, achte auf die Geräusche. Was gibt es zu hören an diesem Ort der Sicherheit und Geborgenheit? Wie ist die Temperatur? Wie ist das Licht an deinem Ort? Gibt es Gerüche? Welche? Und ich weiß nicht, was genau du brauchst, um dich an diesem Ort wohlzufühlen. Vielleicht gibt es ein besonderes Licht in einer Farbe, die dir gerade guttut, ein Licht, das deinen Körper wohltuend einhüllen kann ... Vielleicht gibt es eine Quelle mit ganz besonderem, angenehm temperiertem Wasser, die dich zum Baden einlädt. So kann alles Schädliche und Überflüssige weggespült werden und du kannst neue Energie tanken ... Dann lass das geschehen und genieße es. Nimm alles ganz genau wahr und mache dich mit diesem Ort vertraut. Lasse dir Zeit, dir alles so vorzustellen, dass es gut für dich passt, sich angenehm anfühlt. Falls etwas fehlt oder verändert werden muss, kannst du das jederzeit tun. Schau dich um, ob es irgendwo eine Stelle gibt, wo du es dir ganz bequem machen kannst und lass dich dort nieder, genieße es, ganz in Ruhe für dich zu sein, aufzutanken, es dir gut gehen zu lassen an diesem schönen Ort des Wohlgefühls und der Sicherheit. Hier gibt es heilsamen Frieden für Körper, Seele und Geist. Vielleicht magst du diesem Ort einen Namen geben, sodass du, wann immer du an diesen Namen denkst, dich ganz leicht wieder dorthin träumen kannst. Und während du jetzt einfach noch eine geraume Zeit dortbleibst, es dir gut gehen lässt, genau auf deine Weise, indem du diesen schönen Ort mit allem, was dazugehört, genießt, kannst du dann auch an dieser Stelle entweder die Trance für dich beenden für heute oder aber ...

du träumst dort an deinem sicheren Ort einen schönen Traum, stellst dir dich in der Zukunft vor, in einigen Jahren, dann, wenn alles hinter dir liegt. Wie würdest du dich dann gerne fühlen, was wünschst du dir? Wer soll dann bei dir sein, in welcher Umgebung? Male dir alles genau aus, bunt, in Farbe, mit allem, was dazu gehört. Vielleicht mit einer passenden Melodie, einem Geruch. Lass dir Zeit, dir alles genau vorzustellen mit dem passenden Gefühl, vielleicht frei, gesund und mit guter Energie, leichten Herzens, glücklich? Oder noch anders? Und wenn du in diese schöne Zukunft ein-

getaucht bist, dann stelle dir vor, wie du dankbar dafür bist, dass du trotz der schwierigen Zeit, die jetzt schon hinter dir liegt, alles so relativ gut überstanden hast, genieße das schöne Gefühl noch eine Weile und beende dann die Trance an dieser Stelle oder gehe weiter.
Denn von deinem Ort der Sicherheit und Geborgenheit aus findet sich irgendwo ein Weg, der dich zu deinem wohlwollenden inneren heilenden Anteil führt. Vielleicht kannst du dich aber auch einfach zu deinem inneren heilenden Wesen träumen. Das geht in Trance oft wie von Zauberhand, ganz leicht. Du kannst dich überraschen lassen, wie der Ort aussieht, an dem du deine heilende Gestalt triffst. Es kann eine sonnig warme Lichtung sein, ein schöner blühender Garten, eine schützende Höhle am Strand, ein gemütliches Haus am Waldrand, eine Hütte an einem blauen See mit glasklarem Wasser, lass dich einfach überraschen, wo du dein heilendes Wesen findest, indem du entweder den Weg entlang gehst, du einem sicheren inneren Gefühl folgst, das dich dorthin bringt, zu dem Treffpunkt oder aber indem du dich einfach dorthin träumst. Und wenn du angekommen bist an dem Ort, wo du deine innere heilende Gestalt treffen kannst, dann lass dich überraschen, wie diese aussieht; es kann ein weiser alter Mann oder eine freundliche Frau sein, ein Engel, eine Fee, ein Zauberwesen ... und manchmal haben diese heilenden Figuren auch eine Tiergestalt. Vielleicht ist es eine Lichtwolke oder irgendeine andere symbolische Form. Lass dir Zeit, mit deinem heilenden Anteil in Kontakt zu kommen, und wenn du dein heilendes Wesen siehst, begrüße es freundlich, frage, ob es einen Namen hat, und bitte es, dir zu helfen. Du kannst fragen, was dir helfen könnte, damit es dir besser oder möglichst gut geht, wie es mit deiner Ernährung ist, ob deine Ernährung gut ist, oder ob du auf etwas Bestimmtes achten sollst, dich mehr bewegen sollst, welche Menschen dir guttun. Du kannst deine heilende Gestalt bitten, dich zu untersuchen, dir die Hände aufzulegen, dir, falls hilfreich, einen speziellen Kräutertrank zu reichen, oder was auch immer gerade unterstützend für dich ist. Du kannst auch deinen heilenden Anteil bitten, sich ganz klein zu machen um durch deinen Körper zu reisen und dort nach dem Rechten zu schauen, dort für die richtige Ordnung zu sorgen dafür, dass sich alles in eine gute gesunde Richtung entwickelt. Du kannst dein heilendes Wesen fragen, welche Farbe geeignet ist,

um deinen Körper auf heilsame Weise mit Gesundungsenergie zu füllen, kannst dir dann Zeit nehmen, um deinen Körper sich mit dieser Farbe füllen zu lassen. Vielleicht magst du damit an den Füßen beginnen, an den Zehen, sodass der Körper sich von unten bis oben mit dieser Farbe füllen kann, die für dich heilsame Energie symbolisiert. So können die Waden sich füllen, die Knie, die Oberschenkel, das Becken, der Bauch, und lasse dir Zeit, damit überall genauso viel Farbe hinfließen kann, wie benötigt wird, an manche Stellen sogar etwas mehr, ein Depot vielleicht. So füllt sich der Brustkorb bis in den kleinsten Winkel – und über die Schultern kann die Farbe in die Arme hineinfließen. Die Oberarme, die Unterarme, die Hände und die Finger füllen sich. Dann füllt sich noch der Hals und der Kopf, sodass jetzt dein ganzer Körper gefüllt ist mit dieser Farbe der heilsamen Energie und du kannst das einfach noch einen Moment genießen, Kraft tanken, es dir gut gehen lassen. Wenn dann dein heilendes Wesen aus dem Körper zurückgekehrt ist, kann du ihm noch die Fragen stellen, die du fragen möchtest, um Antworten zu bekommen. Nimm dir die Zeit, die du brauchst. Dann, wenn es für dich für heute gut ist, kannst du dich bei deinem heilenden Wesen bedanken, ihm sagen, dass du wiederkommst, dich für heute verabschieden um dich auf den Rückweg zu machen. Du kannst in aller Ruhe vielleicht noch mal am Ort des Wohlgefühls vorbeigehen, wenn du magst, dort einen kleinen Moment verweilen, um alles ein wenig nachwirken zu lassen. Dann kannst du auf deine Weise die Trance für heute beenden, indem du rückwärts zählst von 7 bis 1, bei 1 die Arme anspannst und wieder entspannst, einmal tief ein- und langsam wieder ausatmest, die Augen öffnest und mit dem Öffnen der Augen um eine Erfahrung reicher, wieder ganz wach und erfrischt im Hier und Jetzt ankommst. Du kannst dich im Raum umsehen, etwas Grünes und etwas Rundes finden. Du kannst aus dem Fenster schauen und sehen, wie das Wetter draußen ist.

Zu diesem Text finden Sie auf der Homepage des Verlages Klett-Cotta eine Audiodatei, gesprochen von der Autorin. (Siehe auch Seite 4)

5. Der Weg der Achtsamkeit – Meditation, Achtsamkeitstraining nach John Kabat-Zinn und Hatha-Yoga

5.1 Meditation – Wirkung und Anleitung

Meditation führt bei regelmäßiger Anwendung zu seelischer, körperlicher und geistiger Erholung. Sie bewirkt inneres Wachstum und stärkt unsere Persönlichkeit. Weitere mögliche Ergebnisse von regelmäßiger Meditation sind: Tiefenentspannung und Ruhe, Steigerung der Konzentrationsfähigkeit, Zunahme von Kreativität, Gewinn von Sicherheit und Selbstvertrauen, Schmerzreduktion, Verminderung von Schlafstörungen. Die Abwehrkraft unseres Immunsystems steigt und damit unsere Selbstheilungskraft.

Es gibt nicht die eine richtige Art zu meditieren, sondern für jeden in seiner bestimmten Lebenssituation eine, die sich gut und stimmig anfühlt. Das alles ist, egal in welcher belastenden Situation wir uns gerade befinden, sehr hilfreich und unterstützend. In Meditation erfahrene Menschen haben damit eine gute Methode, um abzuschalten und in sich selbst zur Ruhe zu kommen.

Wenn wir uns bedroht fühlen, was bei einer Krebserkrankung unmittelbar dazugehört, kann es sein, dass wir zornig und wütend oder ängstlich reagieren, denn das Gefühl, das Leben unter Kontrolle zu haben, geht verloren. Wir fühlen uns unsicher, kommen aus dem Gleichgewicht, sind angespannt. Es kostet Mühe, einen Weg zu finden, um mit dem, was uns Stress und Schmerzen bereitet, umzugehen. Indem wir uns in Achtsamkeit üben, können wir zunehmend mehr in Kontakt mit unseren inneren Ressourcen kommen und unser Selbstheilungspotential aktivieren.

Wann immer wir nur mit den unangenehmen, belastenden Gefühlen und Gedanken beschäftigt sind, empfinden wir unser Leben als düster, uns selbst oft als hilflos. Statt nur auf die negativen Seiten zu schauen, können wir jedoch beschließen, beide Pole des Spannungsfeldes wahrzunehmen. So wie da, wo Licht ist, immer auch Schatten ist, muss, wann immer Schatten da ist, auch Licht zu finden sein. Die andere Seite des Gefühls ist also auch immer auf irgendeine Weise vorhanden. Nehmen wir also neben dem Leid auch die Freude, neben dem Unglück das Glück, neben der Verzweiflung auch die Hoffnung sowie neben der Krankheit auch das Gesunde wahr, dann erweitert sich unser Fokus. Das Leben wird farbiger.

Wenn wir diese Wahrnehmung des »Sowohl-als-Auch« durch regelmäßige Meditation üben, wird es leichter, mit den Höhen und Tiefen des Lebens umzugehen. Das bedeutet immer auch, die momentan vorhandenen Gefühle zu spüren und anzunehmen, sich damit, soweit es geht, zu entspannen. Wir können Krisen als Aufgaben sehen und daran wachsen. Jon Kabat-Zinn vergleicht das mit einem Kapitän, der sturmerprobt ist und daher besonders viele Fähigkeiten hat, um sein Schiff durch alle Wetter zu steuern.

Es gibt unterschiedliche Methoden der Meditation. Dabei ist es egal, auf welchem Weg Sie zur Ruhe kommen, Sie können ausprobieren, was für Sie am besten passt, mit welchen Methoden Sie am besten zur Ruhe kommen. Bei allen Formen ist eine wohlwollende und freundliche Grundhaltung sich selbst gegenüber förderlich.

Eine sanfte und entspannende Methode besteht darin, sich auf die eigene Atmung zu konzentrieren, diese einfach wahrzunehmen und eventuell einen Satz zu wiederholen, den Sie synchron zum Atmen wie ein Mantra denken. Das kann z. B. sein: »Ich werde sicher, weit und frei« beim Einatmen und »Ich lasse los, ich entspanne mich« beim Ausatmen. Den Gedanken können Sie dabei freien Lauf lassen, sie können kommen und wieder gehen. Sie wiegen sich dabei sozusagen im Rhythmus der eigenen Atmung und kommen zur Ruhe. Am Anfang ist es gut, vielleicht nur 5 bis 10 Minuten zu meditieren und später die Zeiten auszudehnen. Wichtig ist, es überhaupt zu versuchen.

Eine weitere Möglichkeit ist, wie in der buddhistischen Meditation die Aufmerksamkeit achtsam auf sich selbst und den eigenen Körper, alternativ auch auf ein spezielles Mantra zu richten. So können Sie beim Ausatmen beispielsweise immer wieder »Om« denken oder sich in der Vorstellung durch die einzelnen Bereiche des Körpers spüren.

Auch die Metta-Meditation, bei der es um Liebe und Güte – zunächst für sich selbst, dann für die Menschen, die einem nahe sind, und schließlich für alle Wesen – geht, ist sehr wohltuend. Es handelt sich dabei um eine liebevolle, freundliche Haltung sich selbst und der Welt gegenüber. Man meditiert über die Sätze: »Möge ich glücklich sein. Möge ich gesund sein. Möge ich ein leichtes Herz haben. Möge ich sicher sein.« Dabei versucht man, die zu den Sätzen gehörenden Gefühle wahrzunehmen. Anschließend wiederholt man die Satzfolge für eine oder mehrere nahestehende Personen, für eine neutrale Person und schließlich für alle Lebewesen.

Das Wesentliche bei jeder Art von Meditation ist, einfach da zu sein, nichts zu tun und nichts erreichen zu wollen. Wenn wir uns hinsetzen und z. B. die Aufmerksamkeit auf die Beobachtung unserer Atmung lenken, stellen sich ganz von alleine auch Körperempfindungen dabei ein. Diese nehmen wir aufmerksam wahr, und zwar unabhängig davon, ob sie angenehm oder unangenehm sind. Es geht darum, die Empfindungen anzunehmen und vorurteilsfrei zu beobachten, mit ihnen zu atmen, in sie hineinzuatmen, die Aufmerksamkeit immer wieder auf die Atmung zu lenken und nur im Notfall die Position des Körpers zu korrigieren. Auch Gedanken, die während der Meditation auftauchen, können wir wahrnehmen und schauen, womit sie sich beschäftigen. Geht es um Vergangenes, um die Zukunft, um Habenwollen, um Wut oder Abneigung? Es ist gut, sie anzunehmen und sie wieder ziehen zu lassen. Auch das ist leichter, wenn wir uns immer wieder auf den Atem konzentrieren und alles andere loslassen. Wir können alle Wahrnehmungen betrachten und annehmen ohne sie zu bewerten, am besten mit der Vorstellung, dass wir sie haben, dass wir jedoch mehr sind als diese Empfindungen, Gedanken und Gefühle und dann wieder zurückkehren zur Atembeobachtung.

Wenn wir in einen meditativen Zustand eintauchen, verändert sich unsere Zeitwahrnehmung, die Zeit hört sozusagen auf zu existieren. Das vegetative Nervensystem schaltet um auf Ruhe und Erholung, unser Immunsystem normalisiert sich (siehe Kapitel 1). Meditation verringert die Aktivität in den Zentren des limbischen Systems und das Stirnhirn wird besser vernetzt. Dadurch können wir unsere Gefühle besser regulieren.

5.2 Das Achtsamkeitstraining

Auch bei der Achtsamkeitsmeditation, die Jon Kabat-Zinn (2009) im Rahmen eines Programms zur Stressreduktion entwickelte, geht es darum, einen Bewusstseinszustand zu erreichen, bei dem die Aufmerksamkeit auf die Dinge gerichtet wird, die ganz selbstverständlich immer da sind, jedoch normalerweise nicht so bewusst wahrgenommen werden. Wir entspannen uns in den Moment hinein, indem wir mit allen Sinnen den aktuellen Augenblick wahrnehmen, unabhängig davon, welche Gedanken oder Gefühle gerade auftauchen. Diese werden möglichst bewertungsfrei betrachtet und wieder ziehen gelassen. Es kann sein, dass wir dabei mit den Gedanken nicht im Augenblick sind, sondern uns mit dem, was vergangen ist, oder mit dem, was in der Zukunft liegt, beschäftigen. Das hindert uns daran, den eigentlichen Moment zu erleben. Daher hilft es, immer wieder zurück in das Hier und Jetzt zu kommen, indem wir z. B. wahrnehmen, was gerade zu hören und zu spüren ist. Denn die aktuelle Gegenwart ist der einzige Moment, in dem wir leben. Die Vergangenheit ist vorbei und die Zukunft ist noch nicht da. Achtsamkeitsmeditation kann zu tiefer Entspannung führen, sodass sich innerlich Ruhe ausbreitet. Aus dieser Ruhe heraus können neue Einsichten entstehen. Wir kommen auf besondere Weise in Kontakt mit uns selbst und unserer Intuition.

Um zu erleben, wie es sich anfühlt, genau im Hier und Jetzt zu sein, könnten Sie einmal die Übung mit den drei Rosinen machen. Wenn Sie keine Rosinen mögen, können Sie auch irgendwelche anderen Früchte oder Beeren nehmen, ganz nach Geschmack. Wenn ich diese Übung mit den Gruppen gemacht habe, waren die Teilnehmer sehr beeindruckt von ihrer Erfahrung. Die meisten hatten den Geschmack einer Rosine noch nie so intensiv wahrgenommen. Einige bemerkten, wie unaufmerksam sie eigentlich immer essen. Viele fanden es auch erstaunlich, um wie viel deutlicher und intensiver unsere Sinneswahrnehmungen werden, wenn wir uns Zeit dafür nehmen.

Vielleicht probieren Sie es auch einfach einmal aus, es lohnt sich.

Nehmen Sie die Rosinen zunächst einmal in die Hand und betrachten Sie sie, als hätten sie noch nie eine Rosine gesehen. Nehmen Sie den Geruch wahr, versuchen Sie einmal, sich all das, was Sie an Gedanken oder Erinnerungen, angenehmen und unangenehmen, die Sie mit Rosinen verbinden, ins Bewusstsein zu rufen. Schließlich nehmen Sie eine der Rosinen in den Mund. Auch das machen Sie ganz aufmerksam und bewusst, nehmen dabei wahr, wie der Arm sich zum Mund bewegt und wie die Rosine aus der Hand in den Mund gleitet. Spüren Sie, wie die Rosine sich auf der Zunge anfühlt. Wie ist der Geschmack der Rosine? Nehmen Sie wahr, wann der Impuls aufkommt, die Rosine herunterzuschlucken. Beobachten Sie, wie die Rosine den Mund verlässt, nehmen Sie den Moment wahr, in dem die Rosine aufgegessen wurde, mit der Vorstellung, dass der Körper nun um eine Rosine schwerer ist. Mit der zweiten und der dritten Rosine gehen Sie genauso vor. Lassen Sie die neue Erfahrung einen Moment auf sich wirken.

Für eine gute Achtsamkeit sind nach Kabat-Zinn (2009) sieben Faktoren wesentlich:

1. Nichtbeurteilen
   Das erreichen wir, indem wir die Rolle eines neutralen Beobachters einnehmen, genau beobachten, was wir denken, was wir spüren, es einfach nur wahrnehmen, ohne es zu bewerten. Erst wenn wir aufhören, alles zu beurteilen, können wir innerlich ruhig werden und Frieden finden. Es geht darum, einfach nur zu bemerken, wann Sie anfangen, etwas zu bewerten, das dann zu unterbrechen und immer wieder ganz bewusst zurück in die Rolle des neutralen Beobachters zu gehen. Wir sind so sehr gewohnt, alles zu beurteilen, dass es

anfangs schwierig ist, einfach nur wertfrei wahrzunehmen, welche Gedanken auftreten, sie wieder ziehen zu lassen und die Aufmerksamkeit erneut auf sich selbst im gegenwärtigen Moment zu richten.

2. Geduld
   Geduldig sein heißt zu akzeptieren, dass alles seine Zeit braucht, dass es nichts bringt, wenn wir versuchen, diese Prozesse zu beschleunigen. Sie laufen dann besonders gut, wenn wir ihnen die Zeit lassen, die sie brauchen. Auch sich selbst sollte man die Zeit lassen, die man benötigt, um zur Ruhe zu kommen und achtsam die Aufmerksamkeit auf sich zu lenken. Es ist ein wenig so wie mit dem Gras, das ja bekanntermaßen auch nicht schneller wächst, wenn man daran zieht.

3. Anfängergeist
   Es hilft, sich den Geist des Anfängers zu bewahren, die Übung ohne Erwartungen und ohne Rückgriff auf vergangene Erfahrungen zu machen. Nur so können wir neue Erfahrungen machen, uns dafür öffnen, alles so zu sehen, als wäre es das erste Mal, und auf diese Weise den Augenblick oder auch uns selbst neu wahrnehmen.

4. Vertrauen und Selbstvertrauen
   Sowohl Vertrauen als auch Selbstvertrauen helfen uns dabei, auf unsere innere Stimme zu hören, wahrzunehmen, was ist, anstatt ständig damit beschäftigt zu sein, was von außen auf uns einströmt oder was andere von uns erwarten. Nur so können wir mehr und mehr zu uns selbst kommen und wahrnehmen, wie wir selbst sind.

5. Aktives Nichtstun
   Das bedeutet, sich einfach hinzusetzen und auf sich selbst zu konzentrieren ohne irgendein Ziel. Dabei nehmen wir den Augenblick vorurteilsfrei und geduldig wahr.

6. Akzeptanz
   Diese ist ganz wichtig, um sich mit sich selbst auszusöhnen. Sie ist wesentlich für jede Heilung. Es geht darum, seelische und körperliche Schmerzen, alte Verletzungen, all das, was wir nicht mögen, anzunehmen, anstatt dagegen anzukämpfen. Erst wenn wir akzeptieren, dass auch das, was wir nicht mögen, zum Leben dazugehört, zu uns gehört, kann sich wirklich etwas ändern. Die Dinge zu akzeptieren heißt nicht, dass man sie gut finden oder damit zufrieden sein muss, es heißt nur, sie in ihrem Sosein wahr- und anzunehmen. Es ändert ja nichts, wenn man damit hadert und dagegen ankämpft. Ziel ist es, die Dinge wahrzunehmen, wie sie sind, ohne Erwartungen und ohne Beurteilung, offen zu sein für neue Entwicklungen in der Gegenwart (siehe dazu auch 7.2 und 7.3).

7. Loslassen
   Hier geht es darum, alle Erfahrungen, egal, ob sie angenehm sind oder unangenehm, zuzulassen und einfach nur zu beobachten. Wenn wir diese Erfahrungen akzeptieren, können wir sie loslassen. Hier ist es oft auch hilfreich, zu beobachten, wie wir etwas festhalten, welche Gefühle mit dem Festhalten verbunden sind. Festhalten ist das Gegenteil von Loslassen. Wenn wir erkundet haben, was es bedeutet, festzuhalten, und wie wir festhalten, lernen wir eine Menge darüber, wie es uns gelingen könnte, loszulassen. In jedem Fall setzen wir uns mit dem Thema intensiv auseinander.

Um die Übung der Achtsamkeit in den Alltag zu integrieren, brauchen wir Disziplin. Es ist wie bei jedem anderen regelmäßigem Training. Die Frage ist nicht, ob wir Lust dazu haben oder nicht, wir sollten es einfach machen. Am Anfang ist es gut, den passenden Zeitpunkt dafür herauszufinden. Das kann für manche sofort am Morgen sein für andere dann, wenn sie von der Arbeit kommen oder aber auch am Abend vor dem Einschlafen. Wenn sich der Effekt einstellt, wir uns wohler fühlen, entspannter und selbstsicherer sowie toleranter werden, fällt es leichter, uns die Zeit dafür zu nehmen.

Auch bei der Achtsamkeitsmeditation spielt, wie bei vielen anderen Entspannungsverfahren, die Atmung eine wesentliche Rolle. Diese ist ganz selbstverständlich immer passend für uns da, in einem für uns persönlich genau angemessenen Rhythmus. Dieser Rhythmus gleicht sich unseren Bedürfnissen an. Wenn wir uns anstrengen oder aufgeregt sind, atmen wir schneller und flacher. Wenn wir entspannt sind, verlangsamt sich die Atmung, der Körper kommt zur Ruhe. Die Atembeobachtung ist sozusagen die Grundübung der Achtsamkeitsmeditation, aber auch jeder anderen Art von Meditationspraxis. Es geht dabei darum, die Atmung einfach nur wahrzunehmen, sie zu beobachten, ohne sie zu beurteilen oder kontrollieren zu wollen. Wir können spüren, was sich bewegt beim Einatmen und was sich bewegt beim Ausatmen, wie der Brustkorb sich hebt, die Bauchdecke sich beim Einatmen wölbt und beides sich wieder senkt beim Ausatmen. Dabei ist es völlig gleichgültig, ob man das mit offenen oder geschlossenen Augen macht.

Ein wesentlicher Bestandteil der Achtsamkeitsmeditation nach Jon Kabat-Zinn ist der Bodyscan, eine besondere Art der Meditation, bei der man die Aufmerksamkeit auf den eigenen Körper richtet. Man wandert dabei in der Vorstellung durch den Körper, nimmt diesen konzentriert wahr, spürt die einzelnen Körperteile intensiv, atmet in sie hinein ein und aus ihnen heraus aus. Dabei werden Spannungen und Schmerzen eingesammelt und mit dem Ausatmen losgelassen. Es geht darum, einfach nur wahrzunehmen, was da ist, und alles ausströmen zu lassen, was ausströmen will, loszulassen, was sich lösen möchte. Loslassen bedeutet, den Körper so zu akzeptieren, wie er im Moment gerade ist, mit allen Schmerzen, mit Krankheit oder aber auch gesund. Es geht darum, bewusst da zu sein, im Augenblick, in der Gegenwart, ohne etwas erreichen zu wollen. Entspannung, Schmerzreduktion bzw. -freiheit, Einsicht oder Heilung entstehen aus dem Augenblick heraus, ganz natürlich, weil sie als Möglichkeit in diesem Moment enthalten sind.

Zum Erlernen des Achtsamkeitstrainings gibt es gute Kursangebote, unter anderen auch von den Krankenkassen.

Nun folgt eine Anleitung zur Meditation mit dem Bodyscan als Beispieltext, den Sie sich, ähnlich wie die Hypnosetexte, langsam und mit Pausen gesprochen z. B. mit dem Smartphone aufnehmen können, um die Aufnahme dann, während der Meditation, unterstützend anzuhören. Die Dauer sollte ungefähr 30 Minuten betragen. Sie können auch jemanden bitten, Ihnen den Text langsam und mit Pausen vorzulesen. Wenn Sie das auf diese Weise eine Weile geübt haben, können Sie dann auch ohne den Text meditieren.

Anleitung zur Meditation mit Bodyscan

Mache es dir bequem, entweder im Sitzen mit beiden Füßen gut geerdet auf dem Boden oder im Liegen und schau, dass alles ganz angenehm ist, auch die Temperatur. Wenn möglich, schließe die Augen ganz entspannt und lass jetzt das, was dich gerade noch beschäftigt hat, für einen Augenblick unwichtig werden und in den Hintergrund treten, während du einfach auf deine Atmung achtest und dabei spürst, was sich in deinem Körper bewegt beim Einatmen und was beim Ausatmen. Vielleicht kannst du wahrnehmen, dass das Einatmen aktiv und das Ausatmen eher passiv verläuft. Nimm einfach alles so wahr, wie es gerade ist, es gibt kein Richtig oder Falsch. Du kannst dir und allem, was gerade spürbar ist, erlauben, einfach so zu sein, ohne zu beurteilen und ohne zu vergleichen. Wenn Gedanken kommen, kannst du sie wahrnehmen und einfach wieder ziehen lassen, kannst deine Aufmerksamkeit immer wieder auf die Atmung und den Körper lenken. Beim Einatmen kannst du dir vorstellen: Ich atme Sicherheit ein und fühle mich leicht und frei. Und beim Ausatmen: Ich lasse los, ich entspanne mich. Nun kannst du auf eine besondere Reise durch deinen Körper gehen und dabei vielleicht mit den Zehen des linken Fußes beginnen. Du kannst deinen Atem dorthin lenken, in die Zehen hinein- und auch wieder hinausatmen. Dabei kannst du dir vorstellen, dass der Atem bzw. die Atemluft durch die Nase hineinströmt durch den ganzen Körper hindurch bis in die Zehen des linken Fußes. Mit dem Ausatmen kannst du die Zehen loslassen. Dann machst du das genauso mit dem linken Fuß, du atmest in den linken Fuß hinein und lässt den linken Fuß mit dem Ausatmen los. Auch wenn irgendwo im Körper gerade Schmerzen sind, atme konsequent immer genau in der entsprechenden Reihenfolge in den Körper hinein und lenke die Aufmerksamkeit in den Körperteil, der gerade an der Reihe ist, während die Schmerzen an der anderen Stelle einfach so da sein können. Wenn du an der schmerzenden Stelle angekommen bist, erst dann, atme in diese Stelle hinein, lasse los und beobachte, wie der Schmerz sich anfühlt. Weiter geht die Reise durch den linken Unterschenkel, das linke Knie und immer wieder atmest du in den Körperteil hinein und lässt ihn beim Ausatmen los. Dabei kannst du alle Gefühle wahrnehmen, die zu spüren sind, und lässt diese Gefühle sich jeweils beim Ausatmen auflösen. Falls keine Gefühle zu spüren sind, ist das auch in Ordnung. Weiter geht es mit dem linken Oberschenkel und der linken Hüfte. Genauso gehst du anschließend auf der rechten Seite vor: Du beginnst bei den rechten Zehen und wanderst dann über den rechten Unterschenkel und das rechte Knie bis zur rechten Hüfte. Nimm alles genau wahr und lass jeweils mit dem Ausatmen den Körperteil sich entspannen. Lass einfach los. Weiter kannst du dann das Becken spüren, den unteren Rücken, den oberen Rücken, den Bauch, den Brustkorb und die Rippen. Du kannst auch hier jeweils spüren, was sich beim Atmen bewegt, kannst die Gefühle im Körper wahrnehmen und immer alles beim Ausatmen loslassen. Vielleicht kannst du deinen Herzschlag wahrnehmen und spüren, wie die Lungenflügel sich beim Einatmen ausdehnen und sich beim Ausatmen wieder zusammenziehen. Nun geht es weiter mit den Schultern, dann kannst du die Finger an beiden Händen spüren, die Handflächen und die Handrücken wahrnehmen, die Unterarme und die Oberarme. Du kannst jeweils alle vorhandene Spannung mit dem Ausatmen loslassen, den Körper sinken lassen in die Unterlage, einfach achtsam alles wahrnehmen, was zu spüren ist, und dabei ganz im Augenblick präsent sein. Nun atmest du in den Nacken hinein, nimmst dein Gesicht wahr, die Stirn, die Augen, die Augenbrauen, den Raum dazwischen, die Ohren. Alles kann weich und entspannt werden, das Kinn, die Lippen, der Mund und die Nase. Vielleicht fühlst du, wie die Luft beim Einatmen etwas kühler durch die Nase strömt als die Luft beim Ausatmen. Zum Schluss kannst du noch einmal den gesamten Körper spüren, ruhig friedlich und gelöst, alles so annehmen, wie es gerade ist. Wenn du magst, kannst du dir jetzt noch eine Farbe vorstellen, die für dich Gesundheit und heilsame Energie symbolisiert, und kannst noch einmal auf die Reise durch den Körper gehen und den Körper sich dabei mit dieser Farbe füllen lassen. Stück für Stück, beginnend bei den Zehen beider Füße, aufsteigend durch die Beine bis zum Becken, kannst dann das Becken sich füllen lassen, den Bauchraum und den Brustkorb, bis zu den Schultern. Von da aus kann die Farbe in beide Arme hineinfließen, und wenn die Arme gefüllt sind, kann sich noch der Hals und der Kopf mit dieser Farbe füllen. Lass dir dabei die Zeit, die du brauchst. Wenn nun der gesamte Körper mit dieser schönen Farbe gefüllt ist, kannst du einmal nachprüfen, ob vielleicht irgendwo Stellen sind, die etwas mehr von dieser Farbe brauchen, vielleicht sogar ein Depot. Du kannst dann genau an diese Stellen so viel Farbe fließen lassen, wie es sich gut anfühlt. Zum Schluss kannst du dann noch einmal den gesamten Körper so wahrnehmen, gefüllt mit dieser Farbe, die für dich Gesundheit und heilsame Energie bedeutet, kannst das noch einen Moment genießen und dich dann darauf vorbereiten, die Meditation für heute zu beenden. Dazu zählst du rückwärts von 10 bis 1, öffnest bei 1 die Augen, reckst und streckst dich und kommst wieder ganz wach, frisch und konzentriert im Hier und Jetzt an.

Beim Üben vor dem Einschlafen lassen Sie den letzten Punkt weg und lassen sich einfach in den Schlaf gleiten.

5.3 Hatha-Yoga

Alternativ zum Bodyscan kann man auch Hatha-Yoga machen. Hatha-Yoga, mit Achtsamkeit geübt, ist ebenfalls eine Art Meditation. Auch dabei lernt man, den Körper ganz im momentanen Augenblick wahrzunehmen, auf ihn zu hören. Die Übungen erfolgen im Rhythmus der Atmung und man erreicht einen Zustand, bei dem man ganz bei sich, ganz im eigenen Körper ist. Es geht darum, den Körper achtsam in den entsprechenden Haltungen zu spüren und wahrzunehmen, wo der Körper genau an seiner Grenze der Leistungsfähigkeit ist. Die Yogaübungen sollten mit der gleichen inneren Einstellung durchgeführt werden wie der Bodyscan. Das aufmerksame Üben schützt davor, sich selbst zu überfordern, aber auch davor, sich zu wenig zu fordern. Yoga kann man in jeder Ausgangshaltung üben, im Sitzen, im Liegen, im Stehen. Die Grundvoraussetzung ist, dass man sich auf den Atem als Rhythmus konzentrieren kann. Daneben sollte man die eigenen Bewegungsabläufe kontrollieren können. Yoga hat eine stark regenerierende Wirkung. Um Yoga zu lernen, ist es ratsam, einen Kurs zu besuchen, bei dem besonders auch die dazugehörige Haltung vermittelt wird. Sie können Yoga allerdings auch aus einem Buch oder mit Hilfe von Kassetten sowie mit Videos aus dem Internet lernen. Wichtig ist hier jedoch immer, dass es sich um Hatha-Yoga handelt, hierbei werden die Asanas, also die Übungen, immer an die Atmung gekoppelt durchgeführt. Raja Ray hat ein Buch über Yoga für Parkinson-Patienten geschrieben. Es heißt: *Ein besseres Leben mit Parkinson durch Ayurveda und Yoga*. Darin finden sich sehr gute, einfache Anleitungen, die man auch nutzen kann, wenn man gerade geschwächt oder irgendwie eingeschränkt beweglich ist.

5.4 Die Effekte

Sowohl Yoga als auch der Bodyscan führen in besonderem Maße dazu, dass wir das Zusammenwirken von Körper und Geist wahrnehmen, neues Vertrauen in den Körper und den Geist bekommen. So entwickelt sich mehr Selbstvertrauen. Bei beiden Übungsmethoden sind unsere Sinnesorgane (Augen, Ohren, Nase, Tastorgane) nicht mehr so wie im normalen Alltag auf die Außenwelt fokussiert. Stattdessen sind wir auf den Körper als Ganzes konzentriert, nehmen ihn als Einheit, die in die Umgebung eingebettet ist, wahr. So machen wir eine besondere Erfahrung, nämlich die des Ganzseins. Bei den meisten Menschen führt diese Erfahrung zu Entspannung und Zuversicht, bei anderen kommt es zu neuen inneren Einstellungen und Gefühlen, wieder andere haben während der Meditation besondere neue Einsichten.

Die Erkenntnisse aus der Psychoneuroimmunologie (siehe Abschnitt 1.3) zeigen zunehmend, dass sich Entspannungstechniken positiv auf das Immunsystem auswirken. In der Achtsamkeitsmeditation fühlen wir uns besonders verbunden mit uns selbst, was unsere Selbstregulation stärkt. So wird unsere Gesundheit gefördert und aufrechterhalten.

Dritte Einkehr

Wenn Sie mögen, dann nehmen Sie sich noch einmal Zeit, in Gedanken auf Reisen zu gehen und zur Ruhe zu kommen.

Genießen Sie den Blick von einem Hügel herab über eine sanfte hügelige Landschaft mit Wiesen, Hecken und einzelnen Bäumen.

Die Sonne scheint, die Luft ist angenehm warm.

Ein leichter Wind weht in sanften Wellen über die Wiesen, streichelt die Haut.

Schmetterlinge flattern von Blüte zu Blüte.

Bienen summen, Vögel zwitschern munter, ein Naturkonzert.

Ihr Blick bleibt an Sommerblumen hängen ... roter Klatschmohn, blaue Kornblumen, Glockenblumen und weiße Margeriten.

Alles ist friedlich, harmonisch, wohltuend.

Ein Duft von warmem Gras und Blüten liegt in der Luft.

Kleine weiße Wolken ziehen am Himmel dahin.

Sie haben die unterschiedlichsten Formen, einige sehen aus wie Tiere oder Gegenstände.

Sich treiben lassen von Ausblick zu Ausblick wie die Wolken am Himmel.

Leicht und unbeschwert.

6. Die Therapie – Umgang mit Risiken und Nebenwirkungen

Bei der Chemotherapie kommen Mittel zum Einsatz, die die Zellteilung beeinflussen, sie entweder verhindern oder verzögern. Nebenwirkungen treten daher vor allen Dingen an den Zellen auf, die sich schnell teilen. Das sind insbesondere die Zellen der Haarwurzeln, das Knochenmark, wo die Blutkörperchen gebildet werden, und die Schleimhäute, aber auch die Finger- und Fußnägel.

Das alles war mir klar und ich fragte mich 14 Tage vor Beginn der Chemotherapie: Was kommt da auf mich zu? Wie wird mich das verändern? Wird es helfen? Wird es mir schaden, eventuell auf Dauer? Wie wird es sein, wenn die Haare ausfallen? In mir sträubte sich alles dagegen und doch wusste ich, dass es nur diesen Weg gab, wenn ich wieder gesund werden wollte. Ich fühlte mich ausgeliefert, musste mich fügen. Ich erinnerte mich an eine Aussage von Albert Einstein, die ich irgendwo einmal gelesen hatte. Er meinte, dass es nur zwei Arten gibt, sein Leben zu leben: entweder so, als gäbe es keine Wunder, oder so, als wäre alles ein Wunder. Ich beschloss, mich für die letztere Variante zu entscheiden und auf ein Wunder zu hoffen.

Als ich dann überlegte, wann im Leben ich schon in ähnlich herausfordernden Situationen war, fielen mir einige ein. Ich hatte so manche Krisen überstanden, wusste, dass ich so etwas wie ein weibliches Stehauf-Männchen war. Als mir deutlich wurde, welche Fähigkeiten mir dabei geholfen hatten, die teilweise extrem schwierigen Situationen in der Vergangenheit zu bewältigen, wurde ich etwas zuversichtlicher. Ganz wichtig war mir immer gewesen, möglichst aktiv gestaltend mit den Herausforderungen umzugehen, meine Kräfte einzuteilen, dabei gut für mich zu sorgen, auch auf Freude zu achten. Gespräche mit Freunden empfand ich immer als hilfreiche Unterstützung. Yoga, Spaziergänge und Meditation waren meine Kraftquellen. Ich versuchte also, mich zu sammeln, die unangenehmen Gefühle wahr- und anzunehmen, um sie dann durch Klopfen mit PEP auf ein erträgliches Maß zu reduzieren. So wurden sie handhabbar und ich konnte abwägen, was ich brauchte, um die Therapie möglichst gut hinter mich zu bringen. Ich plante, mir bald eine Perücke zu kaufen und die Haare schon einmal kurz schneiden zu lassen. In Bezug auf die eventuellen Nebenwirkungen beschloss ich, erst einmal abzuwarten und zu hoffen, dass es möglichst gut ging.

Mir fiel ein Hypnosetext von Agnes Kaiser Rekkas von ihrer CD »Ich lebe mich gesund« ein. Ich passte ihn für mich etwas an und nahm ihn mit dem Smartphone auf. So konnte ich den Text zu Beginn jeder Chemotherapie über Kopfhörer hören und kam unabhängig von dem, was gerade in der Umgebung stattfand, leichter in einen guten Entspannungszustand.

Mein erster Termin bei der Onkologin verlief sehr gut. Sie klärte mich über den genauen Ablauf auf, machte mich auf eventuelle Nebenwirkungen aufmerksam, erklärte mir, dass ich zunächst zwei verschiedene Antikörper und die Chemotherapie bekommen würde. Vor allem wegen der bei meiner Tumorart möglichen Antikörpertherapie war meine Chance auf Heilung relativ hoch. Das stimmte mich hoffnungsvoll. Der erste Teil der Chemotherapie und die Antikörper sollten ohne Port intravenös gegeben werden. Dann würde eine Kontrolle des Befundes über den weiteren Ablauf entscheiden. Sehr angenehm war, dass ich die Infusionsräume besichtigen konnte und sich bei der Gelegenheit herausstellte, dass ich die Krankenschwester, die mich überwiegend betreuen würde, bereits kannte.

Alles war sehr gut organisiert, ich fühlte mich gut aufgehoben. Bevor es richtig losging, versorgte eine Freundin, die Internistin ist, mich in Absprache mit meiner Onkologin noch mit Mikronährstoffen, um die Nebenwirkungen möglichst gering zu halten. Falls Sie sich diesbezüglich informieren möchten, empfehle ich Ihnen das Buch von Gröber, Holzhauer und Kisters mit dem Titel *Besser durch die Krebstherapie – Mehr Lebensqualität mit den richtigen Vitaminen und Mineralstoffen*. Darin finden Sie Hinweise, welche Vitamine bzw. Mikronährstoffe dabei helfen, bei den unterschiedlichen Chemotherapien die Nebenwirkungen zu reduzieren. Sie sollten das jedoch vorher mit

Ihrem Onkologen besprechen. Auch eine Blutuntersuchung zur Bestimmung der Ausgangswerte sollte durchgeführt werden. Ich bekam die Chemotherapie gemeinsam mit jeweils zwei anderen Patientinnen. Nachdem ich den Hypnosetext angehört hatte, blieb ich in einer leichten Trance, sodass ich die Gespräche der anderen nur am Rande mitbekam. Die Zeit verging meistens schnell. Meine Haare fielen erst sehr langsam aus, es war befremdlich und traurig zu sehen, wie sie zunehmend lichter wurden, damit hatte ich mich jedoch inzwischen abgefunden. Sie würden ja wieder wachsen. Nach sechs Wochen trug ich die Perücke, was sich eigenartig anfühlte, ähnlich wie ein Hut, den ich anfangs am liebsten abgesetzt hätte. Sie schützte mich andererseits auch, denn so war mir meine Erkrankung nicht sofort anzusehen. Obwohl sie aus Kunsthaar war, sah sie offenbar sehr echt aus und ich bekam wundersamerweise einige spontane Komplimente wegen meiner flotten »Kurzhaarfrisur«. Mit der Zeit stellten sich Nebenwirkungen ein. Die Augen tränten, die Nase lief, die Haut juckte und riss ein. Ich bekam Durchfall, hatte »Nebel« im Kopf, konnte mich schlecht konzentrieren und war müde. Das alles blieb jedoch in einem für mich erträglichen Rahmen. Durch die Chemotherapie hatte ich zunehmend ein fremdes Gefühl im eigenen Körper. So wie er sich damals anfühlte, kannte ich ihn nicht. Ich versuchte aber, mich so gut es ging auf die Einschränkungen einzustellen. Tägliche Selbsthypnose und der Einsatz von PEP nach Dr. Michael Bohne, wann immer sich unangenehme Gefühle bemerkbar machten, begleiteten mich während dieser Zeit. Ganz besonders wichtig war es mir, selbstbestimmt den Alltag zu gestalten. Da ich alleine lebte, ging das relativ gut. Ich schlief zwischendurch, gönnte mir immer wieder Phasen der Ruhe und überwand mich, trotz des anhaltend schlechten Wetters auch bei Sturm und Regen täglich drei Mal zwei Kilometer mit meinem Hund zu laufen. Das tat mir gut und befreite den Kopf. Ich machte mehrmals in der Woche Yoga und schaute weiter hoffnungsvoll in die Zukunft, wünschte mir, wieder gesund zu werden. Ende Januar bei der Ultraschallkontrolle war der Tumor zu meiner großen Erleichterung nicht mehr zu sehen. Nachdem im März auch im MRT der Befund nicht mehr sichtbar war, konnte die Chemotherapie bis auf die Antikörpergabe beendet werden und die OP wurde für Anfang April geplant. Der Bereich, wo sich der Krebs befunden hatte, war vor der Chemotherapie markiert worden und sollte nun entfernt werden. Die Unterstützung durch die Familie und die Freunde hat mich durch diese ungewöhnliche Zeit getragen. Sie riefen an, waren da, fragten, wie ich mich fühlte und was ich brauchte. Das war sehr wohltuend, gab mir das Gefühl, nicht alleine zu sein. Es gab auch einige Freunde, die sich nicht mehr meldeten. Obwohl ich das bereits von den Schilderungen meiner Patienten kannte, war ich verwundert, fragte mich, warum sie so reagierten. Ich war traurig darüber, beschloss dann, mir deswegen keine Gedanken zu machen, es zu akzeptieren, offensichtlich hatten sie Probleme, mit mir und meiner Erkrankung umzugehen.

Während der gesamten Zeit konnte ich mich ganz auf mich und meine Bedürfnisse konzentrieren. Dafür war ich sehr dankbar. Von meinen Patientinnen wusste ich, wie schwierig das bei aller Rücksichtnahme durch die Angehörigen manchmal umzusetzen ist, wenn man in der Familie lebt, womöglich auch noch kleine Kinder hat. Zunehmend häufiger dachte ich: »Wenn der Frühling kommt, ist alles gut.« Ich arbeitete daran, meinem Körper wieder zu vertrauen. Das war nicht so einfach, da ich die Entwicklung des Tumors nicht gespürt hatte, er plötzlich da war. Ich konzentrierte mich darauf, dass jetzt alles gut war und ich Glück gehabt hatte und hoffte, gesund zu werden und zu bleiben.

Dann erfolgte die Operation. Neue Fragen tauchten auf. Wie würde es sein, mit Narben an der Brust? Welchen Einfluss hätte das auf mein Gefühl der Weiblichkeit? Ich setzte mich mit den Themen Verletzung und Verletzlichkeit auseinander, verabschiedete mich traurig von der Unversehrtheit meiner Brust. Dieser Schritt stand jetzt an, es gab keine andere Option. Die Operation verlief sehr gut und unkompliziert. Am zweiten postoperativen Tag wurde die Drainage gezogen und ich konnte nach Hause entlassen werden. Meine Tochter und mein Schwiegersohn, die zu der Zeit in einer anderen Stadt lebten, hatten sich für die Zeit meines Krankenhausaufenthaltes Urlaub genommen und begleiteten mich, was sehr wohltuend war. Eine Woche später bekam ich die Histologie. Im Operationspräparat waren keine Krebszellen mehr nachweisbar, alle Lymphknoten waren tumorfrei. Was für ein Glück. Ich war sehr erleichtert und voller Dankbarkeit.

Innerhalb der nächsten Wochen heilte die Haut ab, der Haarausfall stoppte, das Augentränen blieb trotz Behandlung für insgesamt acht Monate erhalten. Auch mein Darm erholte sich nur langsam.

Nun stand, wie bei jeder brusterhaltenden Operation, noch die Bestrahlung an. Darauf wollte ich mich zunächst nicht einlassen. Ich sah keinen Sinn darin. Hatte ich bisher zu den empfohlenen Therapien einfach Ja sagen können, so ging das jetzt nicht. Wozu sollte das gut sein, wenn doch nach Chemotherapie und Antikörpergabe keine Krebszellen mehr nachweisbar waren? Ich versuchte, meinen eigenen Weg zu finden mit der Therapie.

Die behandelnden Ärzte halten sich natürlich mit ihren Vorschlägen verständlicherweise immer an die Richtlinien. Je nachdem, wie sie das kommunizieren, kann man damit mehr oder weniger gut umgehen. Gibt es Verunsicherungen, ist es gut, nachzufragen. Obwohl ich selbst Ärztin bin, hatte ich Schwierigkeiten, die aktuell für meinen Tumortyp passenden Informationen zu finden. Vor dem Gespräch mit dem Strahlentherapeuten recherchierte ich im Internet. Das führte jedoch nur zu noch mehr Unsicherheit. Ich fand viele allgemeine Informationen. Das, was ich suchte, nämlich eine Aussage darüber, wie sich die Bestrahlung bei meinem speziellen Tumor auf die Rezidivwahrscheinlichkeit auswirken würde, fand ich nicht. Auch wenn die Internetseiten, z. B. der Deutschen Krebsgesellschaft und des Tumorzentrums in Heidelberg, sehr gut aufgebaut sind, viele hilfreiche Informationen enthalten, meine Frage blieb unbeantwortet. Nach meinem Blick in einige Foren war meine Verwirrung dann perfekt. Dort fand sich vieles über Nebenwirkungen, Ratschläge mit Halbwissen, wenig Hilfreiches. Manche der Teilnehmer befanden sich in einem regelrechten Wetteifer über ihre Nebenwirkungen und Einschränkungen. Ich dachte: Wenn das für mich als Ärztin schon so irritierend ist, wie mag das für Patienten ohne Fachwissen sein? Der Blick in die Foren sollte also mit Vorsicht erfolgen. Es gibt sicher auch solche, die hilfreich sind. Ich beschloss, erst einmal das Aufklärungsgespräch mit dem Strahlentherapeuten abzuwarten. Dieser nahm sich viel Zeit und erklärte mir geduldig, wie die Bestrahlung ablaufen würde, dass sie notwendig wäre, um die Rezidivwahrscheinlichkeit zu senken. Mittels der modernen Computertechnologie könnte das umliegende Gewebe weitestgehend geschützt werden. Meine Frage, ob er das seiner eigenen Frau auch empfehlen würde, bejahte er. Trotzdem war ich nicht überzeugt, denn auch hier bekam ich keine Aussage darüber, um wie viel Prozent die Wahrscheinlichkeit eines Rezidivs gesenkt würde. Ich bat um Bedenkzeit, machte einen neuen Termin aus. In der Zwischenzeit rief ich beim Krebsinformationsdienst in Heidelberg an, wo ich sehr freundlich beraten wurde und einige Aussagen über statistische Auswertungen bekam, die ich per Mail an den Strahlentherapeuten schickte. Bei unserem nächsten Termin war ich sehr angenehm überrascht. Er hatte sich die Mühe gemacht und seinerseits recherchiert. Er legte mir Statistiken vor, die belegten, dass die Bestrahlung mein Risiko eines Rezidivs von ca. 30 bis 50 % auf 3 % senken würde. Das überzeugte mich. Ich dankte ihm für sein Verständnis und seinen Einsatz. Jetzt konnte ich mich darauf einlassen. Das einzig Lästige war, dass ich jeden Tag in die Strahlenklinik fahren musste. Dort hatte ich jedoch einen frühen Termin, brauchte nie lange zu warten, bis die beiden freundlichen Assistentinnen mich aufriefen, mich auf der Liege genau platzierten und den Raum verließen. Es dauerte dann gut zwei Minuten, bis das Gerät leise summend einmal um mich herum hin und her gefahren war, dann war »der Spuk« vorbei. Die Bestrahlung, die letztlich unspektakulär, nicht spürbar und nicht sichtbar war, verlief zunächst vollkommen unkompliziert. Meine Haut, obwohl sehr sonnenempfindlich, war nur ganz diskret gerötet. Sechs Wochen danach war ich plötzlich sehr müde und kraftlos, bekam dann nach weiteren zwei Wochen im Rahmen eines Infektes eine Lungenentzündung. Nachdem ich mich davon erholt hatte, besserte sich mein Gesamtzustand im Laufe der folgenden sechs bis acht Monate kontinuierlich. Die Müdigkeit verschwand, auch die Vergesslichkeit und die Konzentrationsstörungen, die ich auf die Chemotherapie zurückführte, bildeten sich zurück. Mir war klar, dass ich sehr viel Glück gehabt hatte. Ich konnte für mich persönlich vieles von dem anwenden, was ich in der jahrelangen Betreuung von onkologischen Patienten erfahren und gelernt hatte. Dafür und auch für den unkomplizierten Verlauf meiner Erkrankung war ich sehr dankbar.

Sowohl die Chemotherapie als auch die Bestrahlung können hilfreich und heilsam sein. Sie wirken allerdings nicht nur auf die Krebszellen, sondern auf alle schnellwachsenden Gewebe. Beide Therapieverfahren haben Nebenwirkungen, lösen Angst vor Einschränkungen und bleibenden Schäden aus. Es ist gut, die Ängste und auch die Belastungen, die die Therapie bedeutet, anzunehmen und zu würdigen, zu hoffen, dass sie bei allen Nebenwirkungen eine gute Wirkung hat. Wenn wir uns auf die heilsamen Wirkungen konzentrieren und uns klarmachen, dass die Behandlung zeitlich begrenzt und wichtig für unsere Gesundung ist, wir uns in der Regel davon wieder erholen, können wir die Maßnahmen leichter annehmen, die Ängste treten in den Hintergrund.

Sicher kennen Sie alle solche oder ähnliche Gedanken und Gefühle, wie ich sie im Verlauf meiner Krankheit erlebt habe. Auch wenn jeder sein eigenes Spektrum von Gefühlen hat, die Verläufe je nach Tumorart und Fortschritt der Erkrankung ganz unterschiedlich sind, würde ich Ihnen nach meinen Erfahrungen Folgendes empfehlen:

1. Vertrauen und Verständnis sind wesentliche stabilisierende Faktoren. Versuchen Sie daher, einen Arzt oder eine Ärztin zu finden, dem bzw. der Sie vertrauen können. Sie sollten sich ernst genommen und verstanden fühlen und die Diagnose sowie den Ablauf der Therapie möglichst verstehen. Nehmen Sie sich ruhig etwas Zeit, bis Sie jemanden gefunden haben. Nur bei sehr wenigen Krebserkrankungen ist das sofortige Einschreiten erforderlich. Unklarheiten oder offene Fragen zu anstehenden Therapien sollten möglichst geklärt werden, eventuell auch durch Hinzuziehen weiterer Ärzte. Das Internet ist, wenn es um spezielle Fragen geht, nur bedingt hilfreich. Manche Foren sind eher verunsichernd. Wenn Sie den Sinn

der geplanten Maßnahmen verstehen, können Sie sich besser darauf einlassen, die damit verbundenen Einschränkungen leichter akzeptieren, positiv gesehen, sich damit abfinden.

2. Es ist gut, alle stressigen Gefühle soweit wie möglich zu reduzieren. Wenn Sie ruhiger sind, fällt es Ihnen leichter, zu denken, zu verstehen und zu planen. Vor allem am Anfang, wenn die Betroffenheit über die Diagnose am stärksten ist, helfen Techniken, wie PEP (Kapitel 2) oder auch die Atemtechniken (am Ende von Abschnitt 1.2) dabei, zur Ruhe zu kommen. Gefühle wie Angst, Hilflosigkeit, Trauer oder Wut sind in dieser Situation völlig in Ordnung. Sie sollten sie möglichst annehmen, sich klarmachen, dass Sie diese Gefühle haben, dass Sie jedoch viel mehr sind als diese Gefühle. In den Abschnitten 7.1 bis 7.3 finden Sie Hinweise darüber, wie Sie damit umgehen können.
3. Je aktiver und selbstbestimmter Sie die Zeit der Therapie selbst mitgestalten, umso weniger hilflos und ausgeliefert werden Sie sich fühlen, umso weniger befinden Sie sich in der Opferrolle. Indem Sie die Krankheit annehmen, fällt es leichter, damit umzugehen. Sie können herausfinden, was Sie unterstützt, woraus Sie Kraft schöpfen, was Ihnen Halt gibt. Sie können überlegen, welche Fähigkeiten Ihnen in ihrem Leben bisher dabei geholfen haben, schwierige Phasen zu bewältigen. Die so gefundenen persönlichen Stärken können Sie dann bewusst nutzen, um selbstwirksam und möglichst selbstfürsorglich mit der Erkrankung umzugehen.
4. Soziale Kontakte sind eine wichtige Unterstützung. Bitten Sie, wenn möglich, Angehörige und/oder Freunde darum, Sie zu begleiten. Vor allem am Anfang, aber auch bei allen wichtigen neuen Schritten im Laufe der Erkrankung ist es gut, jemanden zur Seite zu haben, der die Ausführungen des Arztes mit anhört, eventuell auch ergänzende Fragen stellt. So kann man sich anschließend darüber austauschen. Wenn man wenig Kontakte hat, kann es erleichternd sein, sich therapeutisch unterstützen zu lassen, eventuell auch durch eine psychoonkologische Gruppe oder eine Selbsterfahrungsgruppe. Hier ist das Gespräch mit anderen Erkrankten oft sehr unterstützend. Diese

Erfahrungen habe ich immer wieder in meiner Arbeit mit Gruppen gemacht. Viele Teilnehmer hatten anfangs die Befürchtung, die Themen der anderen könnten belastend sein. Meistens schon nach der ersten Gruppensitzung bemerkten sie, wie entlastend es war, die eigenen Erfahrungen mit ebenfalls Betroffenen, die genau verstanden, wie sich das anfühlt, zu teilen.

5. Wenn es irgendwie möglich ist, bewegen Sie sich. Das reduziert den Stress, indem es die Stresshormone abbaut, es erdet, stabilisiert und aktiviert. Schon beim Gehen in der Natur wird der Kopf frei, man kann die Pflanzen und die Tiere betrachten, kommt auf andere Gedanken. Je nach ihrer persönlichen Belastbarkeit und Ihrer Neigung können Sie milden Ausdauersport betreiben.
6. Sorgen Sie für Freude im Alltag, indem Sie darauf achten, was Ihnen im Tagesverlauf an kleinen erfreulichen Dingen und Gesten begegnet. Gehen Sie möglichst selbstfürsorglich mit sich um. Versuchen Sie, Ihre Bedürfnisse so gut es geht zu stillen. (Mehr dazu finden Sie in Kapitel 10 über die positive Psychologie).
7. Finden Sie, falls möglich, eine spirituelle Haltung für sich. Spiritualität ist erfahrungsgemäß eine gute Basis für den Umgang mit allen schwierigen und belastenden Themen (siehe auch Abschnitt 10.4). Sie hilft auch dabei, Zuversicht zu entwickeln. Zuversichtlich zu sein bedeutet, Vertrauen zu haben, dass alles irgendwie Sinn macht und, dass es irgendwie weitergeht. Spiritualität und der Glaube an ein Aufgehobensein in einem wie auch immer gearteten größeren Ganzen machen es leichter, mit Ängsten und den Herausforderungen durch die Krankheit umzugehen.

Der Weg durch die Therapie ist nicht leicht. Er konfrontiert uns in hohem Maße mit Ohnmacht, Verletzlichkeit, Einschränkungen, Scham, Traurigkeit und Wut. Es ist gut, ihn mit offenen Augen und achtsam zu gehen, denn Niedergeschlagenheit und Resignation bergen die Gefahr, in Passivität zu verfallen, nicht mehr aktiv zu gestalten. Das kann zu einem Gefühl der Niederlage führen, man fühlt sich als Opfer, wodurch alles noch viel schwieriger wird. Schauen Sie, wer oder was Ihnen dabei helfen kann, aktiv zu bleiben, die Passivität und die Opferrolle zu meiden. Machen Sie sich klar, welche Fähigkeiten Sie haben, die Ihnen im Leben durch ähnlich herausfordernde Phasen geholfen haben. Welche Menschen könnten Sie dabei unterstützen? Was sind Ihre Quellen für Kraft und Freude? Wenn Sie sich auf den Weg machen, aktiv werden, spazieren gehen, selbst wenn es langsam geht, kommen Sie in Bewegung. Die Passivität lässt nach. Je aktiver und gestaltender Sie mit der Situation umgehen, umso handhabbarer wird sie, das Gefühl, hilflos ausgeliefert zu sein, lässt nach.

Tritt ein Rezidiv auf, sind wir erneut mit Ängsten und Hoffnungslosigkeit sowie Ohnmacht konfrontiert, müssen uns völlig neu orientieren im Umgang mit der Erkrankung. Man fragt sich, ob man das alles noch einmal auf sich nehmen will, ob man die Kraft dazu hat, ob man mit den Einschränkungen, die die Therapie mit sich bringt, leben möchte. Auch wenn mit den heutigen Therapiemöglichkeiten die Rezidive oft gut behandelbar sind, ist man bei ihrem Auftreten erneut mit all den schwierigen Gefühlen konfrontiert. Für eine Patientin von mir, die zwei Rezidive einer Brustkrebserkrankung bewältigte, ergab sich daraus dann letztlich ein Gefühl der Selbststärkung, zumal sie im weiteren Verlauf gesund blieb. Sie hatte die Rezidive als Hinweise betrachtet, dass etwas in ihrem Leben nicht gut lief. Nachdem Sie sich bis dahin immer angepasst und funktioniert hatte, gelang es ihr schließlich, sich besser abzugrenzen, selbstbestimmter zu leben, mutig etwas für sich einzufordern. Zusammenfassend meinte sie, dass die Krankheit ihr geholfen habe, jetzt weniger zu funktionieren, mehr zu leben.

In anderen Fällen treten Metastasen auf und man muss sich damit auseinandersetzen, dass der Krebs zum dauerhaften Begleiter wird. Wenn Heilung nicht mehr möglich ist, steht eine palliative Therapie an. Man muss sich von seinen Plänen verabschieden, sich darauf einstellen, mit eingeschränkter Lebensqualität zu leben, dauerhaft Therapie zu benötigen, auch wenn das heute oft sehr lebensverlängernd ist. Es ist eine echte Herausforderung, diese Situation anzunehmen und einen Weg zu finden, aktiv damit umzugehen. Häufig kommen dann zusätzlich zum Ohnmachtsgefühl alte Wut- und Grollgefühle. Sie rauben viel Energie, sind belastend. Wie Sie damit umgehen können, finden Sie in Abschnitt 7.3.

Auch neigt man schnell dazu, in dieser Situation, die eine Konfrontation mit der Endlichkeit bedeutet, in negative Denkspiralen einzusteigen. Wie Sie da herauskommen, beschreibe ich in Abschnitt 7.1. Bei all diesen Gefühlen ist es oft sinnvoll, therapeutische Unterstützung in Anspruch zu nehmen. Es ist wichtig, für sich herauszufinden, was hilft und stärkt, um diese Zeit, die begleitet von entsprechenden Therapien, oft noch viele Jahre dauern kann, mit einer möglichst guten Lebensqualität zu verbringen. Oft ändern sich die eigenen Werte. Dinge, die wichtig waren, werden unwichtig, während andere sehr viel bedeutsamer werden. So können sich ganz neue Perspektiven eröffnen, neue Aspekte ins Zentrum kommen, Dinge möglich werden, die vorher nicht denkbar waren.

Noch eine Anmerkung: Falls Sie, ergänzend zur Schulmedizin, an alternativen Methoden der Krebsbehandlung interessiert sind, finden Sie dazu gute Informationen in dem Buch *Krebs ganzheitlich behandeln*. Darin bewertet Prof. Dr. Josef Beuth (2014) diese komplementären Methoden sehr übersichtlich und kompetent. Gerade im Bereich der Krebsbehandlung werden viele, oft dubiose, Therapien angeboten. Diese sind häufig sogar mit Heilungsversprechen verbunden, kosten viel Geld, helfen den Erkrankten wenig, manchmal schaden sie sogar.

7. Die Gefühle

Mit der Zeit nimmt die Seele die Farbe der Gedanken an.
Marc Aurel

Unsere Denkmuster und Bewertungen bilden sich im Laufe des Lebens aus. Wesentlich sind dabei die Erfahrungen, die wir mit anderen Menschen und unserer Umgebung machen. Je häufiger wir etwas denken, umso fester wird das dazugehörige neuronale Muster im Gehirn. Das kann dazu führen, dass wir bestimmte Geschehnisse auf dem Boden dieser fest eingefahrenen Denkmuster auf eine bestimmte erlernte bzw. gewohnte Art bewerten, auch wenn das aktuell gar nicht der Realität entspricht. Wir konstruieren so, im negativen Fall zu unserem Nachteil, unsere eigene Wirklichkeit. Diese wird, wenn sie selbstentwertenden oder immer wieder verunsichernden Vorstellungen folgt, zur Quelle von Belastungen und Stress. Wenn wir z. B. in der Kindheit immer wieder die Ansage bekommen haben, wir sollten uns nicht so wichtig nehmen, dann wird uns das im Erwachsenenalter dazu bringen, uns selbst und unsere Bedürfnisse nicht so wichtig zu nehmen, uns zurückzunehmen. Das geschieht auch dann, wenn die Lebensumstände längst anders sind, wenn wir in Beziehungen leben, in die wir unsere Wünsche und Bedürfnisse einbringen könnten. Möglicherweise findet sich unbewusst jedoch auch genau der passende Partner, mit dem wir dieses gewohnte Muster weiterleben können. Diese alte Überzeugung führt oft zu Überforderungssituationen, die daraus entstehen, dass man sich selbst immer hintanstellt und dadurch über die Belastungsgrenzen geht. Anders herum, wenn wir in der Kindheit die Erfahrung machen, dass unsere Bedürfnisse wichtig sind, werden wir automatisch später selbst achtsam mit uns umgehen, uns respektieren.

Da unsere Gedanken unsere Gefühle beeinflussen, entstehen parallel zu den Gedankenmustern entsprechende Gefühle, die wiederum unser Handeln beeinflussen. Gerade dann, wenn unser Leben durch eine schwere Erkrankung oder auch durch eine andere Krise aus dem

Gleichgewicht gerät, kommen diese alten Muster besonders zum Tragen. Sie hindern uns eventuell daran, achtsam und mit guter Selbstfürsorge mit der Situation und der Krankheit umzugehen.

Die wesentlichen Gefühle, um die es dabei geht, sind Ängste, Ärger, Wut und Ohnmacht sowie Trauer. Auch eine grundsätzlich negative Sicht auf das Leben und sich selbst wirkt oft belastend und führt zu negativen Gefühlen.

Ich möchte Ihnen in den folgenden drei Abschnitten diese Gefühle und einen möglichen neuen, entlastenden Umgang damit aufzeigen.

7.1 Umgang mit Ängsten und negativen Gedankenspiralen

Begegne dem, was auf dich zukommt
nicht mit Angst, sondern mit Hoffnung.
Franz von Sales

Niemand kann ein Leben ohne Angst leben. Sie ist ein wichtiges Grundgefühl. Wenn wir in Gefahr sind, lässt sie uns vorsichtig sein, damit wir uns angemessen und unseren Fähigkeiten entsprechend verhalten. So schützt sie uns, und es ist gut, sie wahrzunehmen.

Jeder erlebt die Angst auf dem Boden seiner persönlichen Lebenserfahrung. Manche Menschen können Ängste gut bewältigen, andere geraten in Panik und werden handlungsunfähig. Das hat viel mit persönlichen Erlebnissen sowie mit der Erziehung und den Vorbildern zu tun. Wenn auch nur ein Elternteil eher ängstlich ist, besteht eine höhere Wahrscheinlichkeit, dass Kinder ebenfalls zumindest sehr vorsichtig werden. Wenn jemand sehr behütet und verwöhnt aufwächst, treten häufig Ängste auf, wenn es darum geht, den sicheren Hafen des Elternhauses zu verlassen und sich auf eigene Füße zu stellen. Man ist wenig geübt darin, selbst Verantwortung zu übernehmen, Entscheidungen zu treffen. Auch Kinder, die viele belastende Situationen durchleben mussten, vernachlässigt oder verletzt wurden, können mit erhöhter Ängstlichkeit reagieren. Manche von ihnen, die bereits schwierige Situationen erfolgreich bewältigt haben, verfügen jedoch dadurch über eine bessere Frustrationstoleranz und sind daher mutiger. Wenn man bereits häufig Verluste erleben musste, hat man eher Angst davor, andere bzw. sich selbst zu verlieren.

Wann immer wir uns der Angst stellen, uns damit auseinandersetzen, können wir uns weiterentwickeln und reifen. Wenn wir uns jedoch davon lähmen lassen, kommt es zur Erstarrung, und wir bekommen Angst vor der Angst statt Mut zur Angst.

Sich ängstigen lernen ist eine wichtige Fähigkeit. Wir sind uns unserer Ängstlichkeit nicht immer bewusst. Wann immer wir in unserem Leben mit einer neuen Entwicklung beschäftigt sind, etwas Neues, bisher Unbekanntes, auf uns zukommt, wird eine gewisse Furcht, zumindest eine Unsicherheit zu unserem Wegbegleiter.

Erwachsene haben in der Regel andere Möglichkeiten, damit umzugehen, als Kinder. Sie können versuchen, die Angst anzunehmen, sie mutig anzuschauen, ihre Ursache zu verstehen, um dadurch handlungsfähig zu bleiben. Hilfreich ist es auch, sich klarzumachen, dass man nicht aus Angst besteht, sondern, dass man Angst hat, dass man aus vielen anderen Persönlichkeitsanteilen besteht, nicht nur aus dem ängstlichen.

Wenn man an Krebs erkrankt und sich herausstellt, dass im Körper etwas geschehen ist, was man nicht gespürt hat, nicht beeinflussen konnte, bedeutet das eine große Verunsicherung. Immer wenn wir sehr verunsichert sind, bekommen wir Angst. Die Krebserkrankung versetzt uns in eine völlig neue, bisher in der Regel nicht gekannte Situation. Man ist mit einer belastenden Therapie, Ohnmacht und Hilflosigkeit konfrontiert, weiß nicht, ob man wieder gesund wird. So ist es gut verständlich, dass man Angst bekommt, Angst vor Leid und Sterben, vor Einsamkeit, davor, eine Belastung zu sein, vor Verletzung und körperlichen Einschränkungen, vor Behinderung, vor Nebenwirkungen und Rezidiven, vor dem Tod.

Nach Riemann (1982) sind Mut, Vertrauen, Erkenntnis, Hoffnung, Macht, Demut, Glaube und Liebe die Gegenkräfte zur Angst.

Schauen wir uns diese Gegenkräfte an, dann wird klar, wie wichtig es ist, einen Arzt des Vertrauens zu finden. Hier sollten Sie, wie bereits weiter oben beschrieben, sich Zeit nehmen, zu prüfen, ob Sie sich gut aufgehoben und ernst genommen fühlen. Im Zweifel sollten Sie sich ruhig eine zweite Meinung einholen. Auch Vertrauen in sich selbst, die Selbstheilungskräfte des Körpers und in die begleitenden Menschen zu haben, hilft gegen Angst. Selbstvertrauen entsteht immer dann, wenn wir im Leben bereits schwierige Situationen bewältigt, Probleme erfolgreich gelöst haben. Das Wissen darum, welche Fähigkeiten dabei hilfreich waren, stärkt unser Selbstvertrauen, macht uns handlungsfähiger. Der Weg in die Aktivität führt uns aus der passiven Opferrolle und reduziert die Angst. Für viele ist es sehr wichtig zu verstehen, was in ihrem Körper abläuft, warum welche Therapie erforderlich ist, wie hoch die Wahrscheinlichkeit ist, dass das Geplante heilsam ist. Gute Information ist hilfreich, denn Wissen schafft Sicherheit. Je besser wir informiert sind, umso besser können wir abwägen und mit Mut Entscheidungen für uns treffen. Mutig sind wir immer dann, wenn wir bereits erfolgreich Herausforderungen bewältigt haben und uns unserer Fähigkeiten und Kräfte bewusst sind. Dann wird das Problem handhabbar, Hoffnung kann entstehen, die Ohnmacht lässt nach, das Gefühl der Macht nimmt zu, wir fühlen uns der Situation eher gewachsen. Auch wenn man sich demütig verhält, das Schicksal annimmt, hat man weniger Angst. Dazu müssen wir akzeptieren, dass das Leben auch beschwerlich sein kann und endlich ist, und uns von der Vorstellung lösen, dass alles immer gut gehen muss. Wenn wir annehmen, dass das Leben auch leidvoll ist und uns damit auseinandersetzen, aktiv damit umgehen, besteht die Möglichkeit, eine neue Bedeutung, einen neuen Sinn darin zu finden, das reduziert die Angst. Mitgefühl und Trost sind bei diesem Prozess hilfreich, die liebevolle Unterstützung durch Angehörige und Freunde ist oft sehr stabilisierend. Wie ich in Kapitel 8 über Tod und Sterben noch weiter ausführen werde, ist auch Spiritualität ein wertvoller Sicherheitsanker.

Angst engt unser Denken ein und lähmt uns. Unsere Fähigkeit, Entscheidungen zu treffen, ist eingeschränkt. Daher ist es gut, vor allem nach dem Diagnoseschock, sich zuerst einmal so weit zu beruhigen und zu erden, dass man wieder klar denken, sich informieren und weitere Schritte planen kann.

Sie können hierzu auf alle Techniken zur Stärkung des vorderen Vagusnervs, unseres Sicherheitssystems, die ich am Ende von Abschnitt 1.2 beschrieben habe, zurückgreifen.
Schnell, unwillkürlich und gut senkt PEP, die Technik, die ich bereits in Kapitel 2 beschrieben habe, die Ängste. So kann die dort beschriebene Überkreuzübung zur schnellen Selbstberuhigung beitragen. Anschließend können Sie die 16 Punkte klopfen und vorher den Selbststärkungspunkt unter dem linken Schlüsselbein reiben.
Dabei sagen Sie laut: »Auch wenn ich jetzt solche Angst vor der Krankheit, der Therapie, der Operation … (je nachdem, was passend ist) habe, liebe und achte ich mich so, wie ich bin, behalte ich die Kontrolle und bleibe in Sicherheit.« Das können Sie zwei bis drei Mal wiederholen, um dann die Punkte zu klopfen, wie in Kapitel 2 (Abbildung 2.3) beschrieben. Nach einer Runde Klopfen können Sie nachspüren, wie hoch der Angstpegel noch ist und anschließend noch ein bis zwei weitere Runden klopfen, eventuell ergänzt durch einen Zwischenentspannung. In der Regel sollte dann der Angstpegel auf ein erträglicheres Niveau gesunken sein, sodass Sie handlungsfähiger sind und schauen können, was Sie brauchen, um zu vertrauen, zu verstehen, zu hoffen und mutig für sich zu planen. Unterstützend wirken hier auch hoffnungsvolle Affirmationen, wie z. B. »Jetzt schaue ich zuversichtlich in die Zukunft« oder »Ich glaube an mich und daran, dass ich das schaffen kann« oder »Mutig stelle ich mich der Herausforderung, dann hat die Krankheit das Nachsehen«.

Auch das Achtsamkeitstraining nach Jon Kabat-Zinn, das ich in Kapitel 6 beschrieben habe, hilft bei der Angstreduktion. Ebenso können nahestehende, vertraute Menschen Sicherheit geben.

Wenn Sie grundsätzlich ein ängstlicher Mensch sind oder wenig Unterstützung aus dem sozialen Umfeld haben, empfiehlt sich die Aufnahme einer Therapie. So können Sie die Ursache Ihrer Grundängstlichkeit finden und schauen, was Sie brauchen, um diese zu reduzieren, sich sicherer in sich selbst zu fühlen.

Immer, wenn wir uns in einer unangenehmen, unsicheren oder beängstigenden Situation befinden, haben wir die Tendenz, in Grübelspiralen einzusteigen. Ursache für das Grübeln ist meistens der Wunsch, sich abzusichern. Da wir jedoch nur über die möglichen Katastrophen nachdenken, geraten wir schnell in eine negative Denkspirale, die uns letztlich nur weiter verunsichert und ängstigt.

Alles, worüber wir beim Grübeln nachdenken ist, bedingt durch die bedrohliche Situation, in der Regel negativ und gleichzeitig unsicher, denn es liegt in der Zukunft und niemand kann wissen, ob es so eintrifft. Fatal daran ist, dass unser Denken das Fühlen beeinflusst, das heißt, wenn wir ständig über negative ungewisse Dinge nachdenken, fühlen wir uns unsicher. Unsicherheit wiederum ist immer eine Quelle für Angst. So ist die Grübelspirale letztlich nichts anderes als eine Angstproduktionsmaschinerie.

Im Unterschied zu den nicht endenden, sich selbst unterhaltenden Gedankenfolgen beim Grübeln gibt es beim Nachdenken einen Anfang und ein Ende. Hier steht am Beginn ein Problem, am Ende befindet sich eine Lösung. Beim Nachdenken finden wir also den Weg vom Problem zur Lösung. So ist es in schwierigen, belastenden Situationen durchaus sinnvoll zu überlegen, was das Schlimmste wäre, das passieren könnte und was man dann tun würde. Dann hat man für die schlimmste mögliche Situation bereits eine Idee, wie man damit umgehen kann. Man kann auch überlegen, was das Beste wäre, das passieren könnte und was man dafür tun kann, dass es eintritt.

Um das Grübeln abzustellen, ist es zunächst einmal wichtig, sich klarzumachen, dass wir Menschen im Unterschied zu den Tieren die Fähigkeit besitzen, unser Denken zu steuern. Diese Fähigkeit ist in der Großhirnrinde verankert. Wenn wir wollen, können wir unsere Gewohnheiten verändern, das heißt, wir können uns das Grübeln bewusst machen, uns vornehmen, es abzustellen, weil es nur belastet, Zeit und Energie kostet, statt zu helfen. Dann können wir daran arbeiten, das in die Realität umzusetzen. Der wichtige erste Schritt hierbei ist zu erkennen, wann man wieder in einem Grübelkreislauf gefangen ist und diesen dann, sobald man das wahrnimmt, zu unterbrechen. Dabei hat es sich bewährt, ein Stichwort zu finden. Es kann z. B. einfach »Stopp« sein, »Pusteblume«, »Sonnenlicht«, »Lebensfreude« oder irgendetwas anderes. Das Wort sollte für einen selbst passend sein, sich gut anfühlen. Wenn Sie dann bemerken, dass Sie wieder grübeln, können Sie dieses Wort laut aussprechen oder denken, um damit das Grübeln zu stoppen. Neben dem Stichwort ist eine weitere Möglichkeit, das Grübelkarussell zu stoppen, dass Sie sich fragen: »Was wird mein nächster Gedanke sein? Woher wird er kommen?« Versuchen Sie das einmal und lassen Sie sich überraschen, was passiert. – Tatsächlich kehrt für einen Moment völlige Ruhe ein.

Sobald das Grübeln unterbrochen ist, können Sie sich auf das Hier und Jetzt konzentrieren, in der momentanen Situation irgendetwas Schönes oder Positives finden und es intensiv betrachten. Das kann ein schöner Gegenstand im Raum, die schöne Aussicht aus dem Fenster oder was auch immer sein. Dieses Positive sollten Sie dann mit möglichst vielen Sinnen wahrnehmen: Wie sieht es genau aus? Hat es einen Geruch? Wie fühlt es sich an? Gibt es dazugehörige Geräusche? Wenn es etwas Essbares ist, können Sie den Geschmack wahrnehmen. Durch dieses Vorgehen verankern wir uns im gegenwärtigen Moment. Alles, was hier und jetzt gerade ist, ist sicher, und wenn wir uns gedanklich und durch unsere Sinne mit etwas vorhandenem Sicherem beschäftigen, fühlen wir uns auch sicherer, die Angst lässt nach. Als Nächstes können Sie sich dann frei nach dem Motto »Die Sorgen über morgen, die mache ich mir übermorgen« auf etwas Positives, wünschenswertes in der Zukunft konzentrieren, z. B. »Ich hoffe, dass alles gut geht«, »Ich werde es schaffen« oder »Ich wünsche mir, dass es gut wird«. Es kann sein, dass Sie anfangs immer einmal wieder beginnen zu grübeln. Wenn Sie dann jedoch konsequent die Denkspirale stoppen, lässt es nach und hört schließlich auf.

Hier noch einmal der genaue Ablauf für den Grübelstopp:

- Die Denkspirale erkennen.
- Das Grübeln stoppen, indem ein Stoppwort ausgesprochen wird oder man überlegt: »Was wird mein nächster Gedanke sein?«
- Konzentration mit möglichst vielen Sinnen (Hören, Sehen, Fühlen, Riechen, Schmecken) auf etwas im Hier und Jetzt, das sicher da ist, richten.
- Hoffnungsvoll oder zuversichtlich in die Zukunft blicken und sich etwas Schönes für die Zukunft wünschen. Hoffnung verankert uns zuversichtlich im Augenblick und hilft uns, die Zukunft aktiv zu gestalten.

Da das Grübeln sich oft vor dem Einschlafen einstellt, ist es ratsam, sich vor dem Zubettgehen bewusst zu entspannen oder die Aufmerksamkeit auf positive Dinge zu lenken. So können Sie sich z. B. überlegen, was an diesem Tag besonders angenehm war.

Auch das Schreiben eines Freudentagebuchs, in dem Sie jeden Abend festhalten, was an dem Tag erfreulich war, hilft dabei, sich auf gute Gedanken zu bringen, sich besser zu fühlen. Verschiedene bereits beschriebene Entspannungstechniken, Atemtechniken oder meditative Techniken bieten sich an, um vor dem Schlafengehen zur Ruhe zu kommen und abzuschalten.

Besonders gut wirksam ist die sogenannte Bogenatmung. Hierbei stellt man sich vor, dass die Luft beim Einatmen durch den rechten Fuß in den Körper hineinströmt, dann in Höhe des Schultergürtels die Seite wechselt und man die Luft anschließend durch die linke Körperhälfte das linke Bein und den linken Fuß beim Ausatmen wieder aus dem Körper herausströmen lässt. Dabei kann man sich »Ich atme ein« beim Einatmen sagen und »Ich atme aus« beim Ausatmen. Nach einer Weile kann man sich dann beim Einatmen vorstellen »Ich schlafe ein« und beim Ausatmen »Ich schlafe aus«.

Erfahrungsgemäß schlafen hierbei ungefähr 90 % der Menschen ein.

7.2 Optimismus und Pessimismus – Schutz vor depressiven Reaktionen

Für Optimisten ist es leichter, hoffnungsvoll in die Zukunft zu schauen.

Pessimistisch denkenden Menschen haben es damit meistens schwer, denn sie glauben, dass die Wirkungen schlechter Ereignisse aus der Vergangenheit fortbestehen und ihr Leben dadurch ständig, auch in der Gegenwart und in der der Zukunft, negativ beeinflusst wird. Zusätzlich verallgemeinern sie das Scheitern bzw. ungünstige Erfahrungen und sehen gleich alles negativ, oft entwerten sie auch sich selbst. Pessimisten sind im Defizit verhaftet, sie setzen den Fokus auf das, was nicht ihren Wünschen und Erwartungen entspricht, und zwar bei sich selbst und im Allgemeinen. So empfinden sie vieles, oft auch sich selbst, als schlecht und sind schnell mutlos. Problematischerweise verursacht die daraus entstehende Hoffnungs- und Sinnlosigkeit erheblichen Negativstress, reduzieret die Lebensqualität und schwächet das Immunsystem.

Was zeichnet nun optimistische, zufriedene Menschen aus? Sie glauben, dass die Ursachen misslicher Ereignisse vorübergehend sind, fühlen sich weniger ausgeliefert. Sie können, während sie sich auf einem Gebiet hilflos fühlen, gleichzeitig in anderen Bereichen mutig voranschreiten, sich dabei gut im momentanen Augenblick verankern und diesen wahrnehmen. Optimisten haben ein Gefühl von Kontrolle und Gestaltbarkeit, sie sind vertrauensvoll verbunden mit anderen und mit der Welt, ruhen dabei in sich selbst. Sie schauen zuversichtlich in die Zukunft. Sie erleben Veränderungen als Herausforderung und als Möglichkeit zum Wachstum.

Während ängstliche Menschen ständig mit Sorgen und negativen Gedanken in die Zukunft schauen, blicken viele Pessimisten zusätzlich zu ihrer hoffnungslosen Grundhaltung klagend in Richtung Vergangenheit. Ihr Denken kreist um belastende Erlebnisse aus früheren Zeiten. Es ist oft verbunden mit Verzweiflung, Ärger und Ohnmacht, denn das, was geschehen ist, kann nicht mehr verändert werden. Dadurch erleben sie auch die Gegenwart und die Zukunft als beeinträchtigt. Mit der Zeit entwickeln sich daraus Gefühle der Ausweglosigkeit und der Resignation. Diese emotionalen Zustände sind ein guter Nährboden für Depressionen. (In Abschnitt 7.3 finden sich Denkansätze zum Umgang mit alten Wut-Themen.)

Durch das negative Denken schwächt man sich selbst, denn man schüttet dabei jede Menge Stresshormone aus. Nun kann man so eine pessimistische Haltung natürlich nicht plötzlich abstellen. Doch man kann lernen umzudenken, um sich zu stabilisieren. Das erfordert Mut und die Bereitschaft zu Veränderung. Es ist ein Prozess. Der Weg dahin besteht im Wesentlichen aus drei Schritten:

1. Unterbrechen der negativen Denkspiralen,
2. Entwicklung von Dankbarkeit,
3. Ersatz von selbstschwächenden Bewertungsmustern durch Selbstwert-stärkende.

Zuerst kann man also, genau wie im Umgang mit den Ängsten, beschließen, das negative Denken zu unterbrechen mit dem Ziel, es durch realistischere Gedanken zu ersetzen.

Wir können ein Leben lang daran arbeiten, unsere Denkmuster zu verändern, wenn wir das wollen. Francis Picabia drückte das einmal folgendermaßen aus: »Der Kopf ist rund, damit das Denken seine Richtung ändern kann.« Dazu stoppt man, wie im letzten Kapitel beschrieben, den Gedankenfluss, indem man sich ein Stoppwort überlegt, das man dann eventuell laut ausspricht. Danach konzentriert man sich im Hier und Jetzt auf drei Dinge, die zu sehen, zu hören oder zu fühlen sind. Indem man etwas, das gerade da ist, mit mehreren Sinnen wahrnimmt, kommt man zur Ruhe, man erdet sich. Anschließend kann man hoffen bzw. sich wünschen, dass alles gut wird. Genau wie bei den Sorgenkarussells braucht das etwas Übung. Wenn man jedoch konsequent immer wieder die ungünstigen Gedanken unterbricht, kommt man auf andere, neutralere Gedanken. Wann immer wir die Hoffnung haben, dass sich die Situation zum Guten wenden kann, irgendwann einmal, hilft uns das, weiterzugehen, auch wenn es im Moment gerade sehr anstrengend ist.

Ein zweiter Schritt ist ein Rückblick auf das Leben in Dankbarkeit. Unsere Erinnerung an ein Lebensereignis ist übrigens immer dann positiv, wenn das Ereignis gut ausgegangen ist. Dabei spielt es keine Rolle, ob das gesamte Erlebnis positiv gewesen ist. Blicken wir mit Anerkennung und Empathie zurück, dann werden Glückshormone ausgeschüttet, wir fühlen uns gut, kraftvoll und zuversichtlich. In unserer Vergangenheit finden wir immer auch positive Erlebnisse, als wir zufrieden, glücklich, stolz waren, uns wohlgefühlt haben. Probieren Sie es einfach einmal:

Nehmen Sie sich einen Moment Zeit.

Gehen Sie in der Erinnerung zurück zu einem schönen Erlebnis. Ganz egal, wie lange es her ist. Lassen Sie sich Zeit dabei, das passende zu finden. Versuchen Sie, sich mit möglichst vielen Sinnen an die Situation zu erinnern.

Wie war das Wetter, die Temperatur? Wie sah der Ort aus? An welche Geräusche oder Gerüche erinnern Sie sich? Wie haben Sie sich gefühlt? Welche Menschen waren bei Ihnen?

Wenn es Ihnen gelingt, versuchen Sie ein Gefühl der Dankbarkeit zu entwickeln für das, was war.

Gönnen Sie sich etwas Zeit, dieses gute Gefühl zu genießen.

Wie geht es Ihnen jetzt?

Dankbarkeit ist ein wichtiger Verstärker für positive Gefühle. Es ist daher von Vorteil, ein Dankbarkeitstagebuch zu schreiben. Das steigert die Lebensqualität. Dazu nehmen Sie sich jeden Abend einen Moment Zeit und überlegen, wofür Sie an diesem gerade vergangenen Tag dankbar sind, auch wenn es sich um Kleinigkeiten handelt, wie eine freundliche Begegnung, die Wärme der Sonne, ein gutes Essen usw. Nachdem Sie das aufgeschrieben haben, gehen Sie mit einem guten Gefühl in den Abend und die Nacht. Ein Nebeneffekt ist, dass Sie im Verlauf des nächsten Tages schon vermehrt auf Dinge achten, für die Sie dankbar sein können.

Mögliche gute Emotionen in Bezug auf die Zukunft sind Zuversicht, Hoffnung, Optimismus und Vertrauen. Sobald es uns gelingt, die pessimistischen Denkspiralen zu unterbrechen und uns im Hier und Jetzt in der Realität einzufinden, können wir versuchen, hoffnungsvoll in die Zukunft zu blicken.

Es gibt einen Unterschied zwischen Hoffnung und Optimismus. Hoffnung ist realitätsnah, sie geht vom gegenwärtigen Moment aus, lässt zu, dass sie enttäuscht wird, dass man sich geirrt hat. Optimismus dagegen ist eine unerschütterliche Haltung mit dem Glauben daran, dass die Zukunft auf jeden Fall gut wird. Während man sich gerade mit einer schweren Krankheit auseinandersetzen muss, ist es nicht so einfach, optimistisch zu sein. Es reicht jedoch schon aus, wenn man versucht, ausgehend von den aktuellen Tatsachen Hoffnung zu entwickeln.

Um eine dabei förderliche positivere Sicht zu entwickeln, können wir den Blick öffnen für die schönen Dinge in der Umgebung. Schon die bewusste Wahrnehmung ganz alltägliche Dinge, wie Tee trinken, duschen, Musik hören, aus dem Fenster schauen, ändert oft die Perspektive, der Blickwinkel weitet sich.

Der dritte Schritt zur Veränderung der pessimistischen Grundhaltung bezieht sich auf die erlernten negativen Bewertungsmuster.

Einstein hat einmal gesagt:

» *»Der gesunde Menschenverstand ist nur eine Anhäufung von Vorurteilen, die man bis zum 18. Lebensjahr erworben hat. Er sagt uns also, wie wir sein müssen, damit wir von unseren nahen Mitmenschen, die mit ähnlichen Vorurteilen aufgewachsen sind, akzeptiert werden.«*

Das Problem dabei ist, dass wir die Dinge und uns selbst so erleben, wie wir sie bewerten. Wenn wir uns selbst ständig entwerten, uns ungeliebt und ausgeschlossen erleben, dann fühlen wir uns zwangsläufig schlecht. Auch der Vergleich mit anderen, die wir als besser, erfolgreicher oder schöner empfinden, fördert das negative Erleben.

Bei Pessimisten gibt es neben der Konzentration auf die negativen

Seiten und Erlebnisse oft belastende erlernte Bewertungsmuster für sie selbst bzw. ihre Beziehung zu anderen.

Solche ungünstigen Vorstellungen sind zum Beispiel:

- Das schaffe ich sowieso nicht.
- Ich werde versagen.
- Das halte ich nicht aus.
- Ich genüge nicht.
- Ich muss allen anderen gerecht werden, meine eigenen Bedürfnisse sind nicht so wichtig.
- Ich bin nur etwas wert, wenn ich Leistung bringe und funktioniere.
- Keiner mag mich.

Wenn wir diese selbstentwertenden Einstellungen erkennen, uns klarmachen, dass sie in der Regel nur erlernt sind, und wir sie dann durch realistischere Überzeugungen ersetzen, gehen wir einen weiteren Schritt, der uns selbst stabilisiert. So können wir die alten Erwartungs- und Bewertungsmuster loslassen und neue, passendere für uns definieren. Gesündere Einstellungen empfinden wir als wohltuend, wenn sie realistisch und überzeugend sind.

Langfristig verändern sich die Gefühle in die positive Richtung.

Um das unangenehme Gefühl zu reduzieren, können Sie zunächst mit Hilfe der Technik aus dem PEP dazu einen Selbststärkungssatz entwickeln. Der könnte in etwa so lauten:

Auch wenn ich mich gerade so schwach ... oder krank ... oder minderwertig ... oder ausgeschlossen ... fühle, liebe und achte ich mich so, wie ich bin, bestimme ich jetzt, was gut für mich ist und bleibe in Sicherheit.

Hier können Sie jedes belastende andere Gefühl einsetzen und beim Aussprechen des Satzes den Selbststärkungspunkt unter dem linken Schlüsselbein kreisförmig reiben. Je nachdem, wie stark das negative, belastende Gefühl auf einer Skala von 1 bis 10 gerade ist, kann es sinnvoll sein, nach dem Aussprechen des Satzes ein bis zwei Runden, wie in Kapitel 2 beschrieben, zu klopfen und dabei an das belastende Gefühl zu denken.

Auf diese Weise reduziert sich das unangenehme Gefühl. Wir können zunehmend auch die positiven unterstützenden Dinge sehen. Sobald wir die andere Seite wahrnehmen, uns öffnen für das Sowohl-als-auch, ergeben sich neue Möglichkeiten. Es geht hier nicht unbedingt darum, positiv zu denken, sondern realistisch. Das Leben ist so, wie es ist. Wenn es uns gelingt, neben dem Belastenden auch das Gute zu sehen, dann fühlt das Negative sich nicht mehr so beeinträchtigend an.

So ist es gut, sich klarzumachen, dass die vorhandenen belastenden Bewertungsmuster nur übernommen bzw. gelernt und somit auch veränderbar sind.

Wir können sie durch Affirmationen ersetzen, die wir für das entsprechende Thema als hilfreich und selbstunterstützend empfinden.

So kann man z. B. mit einem der folgenden selbststärkenden Sätze arbeiten:

- Ab sofort beginne ich damit, gut für mich zu sorgen.
- Von nun an passt es zu meinem Selbstbild, dass meine Wünsche und Bedürfnisse wichtig sind.
- Allmählich akzeptiere ich, dass ich mich schätze und achte, so wie ich bin.
- Jetzt komme auch ich dahinter, dass ich schneller spüre, was mich schwächt oder was mich stärkt.
- Tatsächlich stellt sich heraus, dass *Nein*! ein vollständiger Satz ist.
- Ab sofort erlaube ich mir, dass ich voll und ganz zu meinen Entscheidungen stehe.
- Letztlich komme auch ich dahinter, dass es immer eine Alternative gibt.
- Von nun an erkenne ich, dass Erfolg nicht alles im Leben ist.
- Jetzt glaube ich fest daran, dass meine Schwächen meine »special effects« sind.
- Wenn es hart auf hart kommt, beschließe ich, dass, wenn es ein Löwenzahn durch den Asphalt schafft, auch ich einen Weg finden werde.

- Egal, was andere denken, jetzt ist es an der Zeit, dass ich uneingeschränkt dazu stehe, wie ich die Dinge mache.
- Ab sofort verspreche ich mir selbst, dass ich meinen Fokus auf meine Ressourcen und Qualitäten richte.

Die ausgewählte Affirmation ist dann besonders passend und wirkungsvoll, wenn sie sich gut und stimmig anfühlt. Sie sollte für einige Wochen mindestens zweimal täglich zweimal ausgesprochen werden, wobei gleichzeitig der Selbststärkungspunkt gerieben wird oder man den Körper an einer anderen Stelle berührt. Sie können den Satz auch häufiger wiederholen, zwischendurch daran denken, ihn aufschreiben, ihn als Bildschirmschoner verwenden usw. Ein gutes Selbstbewusstsein senkt das Risiko, depressiv zu werden. Wenn Sie sich Ihrer Stärken und Schwächen bewusst sind und sich selbst annehmen können, dann sind Sie emotional stabiler. Eine gute Hilfe zur Entwicklung von Selbstwert stärkenden Sätzen bietet *Der Selbstwertgenerator* von Michael Bohne und Sabine Ebersberger (2020).

Martin Seligman (2005) und sein Team fanden in vielen verschiedenen Studien heraus, dass Pessimismus die Anfälligkeit für Krankheiten vergrößert. Optimismus auf der anderen Seite erleichterte den Umgang mit schwierigen Situationen. Ein gesundes Selbstvertrauen wirkt sich positiv auf die Gesundheit aus. Damit verbunden ist die Überzeugung, dass man Fähigkeiten hat, die man wirkungsvoll einsetzen kann, um schwierige Situationen gut zu bewältigen. Auch Frustrationstoleranz und Stressresistenz sind hilfreiche Fähigkeiten. Seligman unterscheidet zwischen flüchtigen positiven Gefühlen wie Freude und Ausgelassenheit und länger anhaltenden Gefühlen wie heiterer Gelassenheit, Zufriedenheit und Hoffnung. Positive Emotionen können die Selbstheilungskräfte aktivieren und damit den Heilungsprozess fördern. Das unterstreicht auch Tobias Esch in seinem Buch *Die Neurobiologie des Glücks*. Er beschreibt eine Studie mit Nonnen, die über einen Zeitraum von 70 Jahren begleitet wurden. Hierbei ergab sich, dass eine positive optimistische Grundhaltung nicht nur das Sterblichkeitsrisiko senkte, sondern sogar die Lebenserwartung um bis zu 10 Jahre steigerte. Eine weitere Studie, die bei Krankenschwestern in den USA durchgeführt wurde, belegte, dass sich Optimismus, Glück und Zufriedenheit unter anderem positiv auf das Immunsystem auswirken. Die Krankenschwestern mit der optimistischen Lebenseinstellung lebten deutlich länger als ihre pessimistischen Kolleginnen. Somit bekommt der Spruch »Optimisten leben länger« eine wissenschaftliche Bestätigung.

Laut Tobias Esch (2018) kann man Glück trainieren, doch dazu mehr in Kapitel 10.

7.3 Umgang mit Ärger, Wut und Ohnmacht und die Kraft des Verzeihens

Der Weg zur Akzeptanz ist mit Ärger,
Wut und Trauer gepflastert.
Am Ziel warten Freiheit und Leichtigkeit.
Cornelia van Eys

Ärger, Wut und Ohnmacht sind belastende Gefühle, die nicht nur im Zusammenhang mit der Krebserkrankung auftreten. Viele Menschen tragen schon lange Zeit Wut- und Ohnmachtsthemen mit sich herum. Dadurch wird viel Kraft gebunden, Körper, Seele und Geist sind belastet. Aus diesem Grunde möchte ich diesen Gefühlen einen eigenen Abschnitt widmen und Ihnen Möglichkeiten aufzeigen, damit umzugehen und sich davon zu befreien.

Ärger und Wut setzen uns unter Dauerstress und beeinträchtigen dadurch unser Immunsystem. Sie nehmen uns die Freude, rauben uns nicht selten den Schlaf. Sie treten immer dann auf, wenn etwas anders ist, als wir uns das wünschen oder als es unseren Bedürfnissen entspricht. Oft fühlen wir uns in diesem Zusammenhang ohnmächtig, vor allem, wenn wir gleichzeitig verletzt und traurig sind, wie z. B. nach einer ungewollten Trennung. Es braucht Zeit und Trauerarbeit, um die Situation so anzunehmen.

Das ständige Denken an negative Ereignisse in der Vergangenheit konserviert die damit verbundenen Gefühle der Verletzung, der Hilflosigkeit, der Trauer und der Wut. Wir können das Geschehene jedoch nicht mehr verändern, müssen es stehen lassen und damit umgehen. Wenn wir wütend sind, geht es oft um die Frage, ob das Gegenüber, die Welt oder die Situation sich verändern muss oder ob es uns gelingt, mit den Gegebenheiten anders, auf unsere eigene Art und Weise, umzugehen. Solange wir darauf warten, dass die anderen oder die Umstände sich verändern, stecken wir fest, sind wir vom Verhalten der Umgebung abhängig. Erst wenn es gelingt, das Geschehene zu akzeptieren und es auf unsere eigene Art und Weise zu behandeln, sind wir frei.

Der Theologe Reinhold Niebuhr bringt genau das in seinem Gelassenheitsgebet zum Ausdruck:

Gott gib mir die Gelassenheit, die Dinge hinzunehmen, die ich nicht ändern kann,
den Mut, die Dinge zu ändern, die ich ändern kann,
und die Weisheit, das eine vom anderen zu unterscheiden.

Das ist jedoch leichter gesagt als getan. Oft stehen die Fragen nach dem »Warum«, nach Schuld und Verantwortung und der Wunsch nach Vergeltung im Vordergrund, doch gibt es häufig keine befriedigende Antwort. Der Schmerz nach einer Verletzung und die damit verbundene Ohnmacht führen zu einem Kreislauf aus Ärger und Trauer. Dieser mündet nicht selten in einen anhaltenden Groll, verhärteter Wut, die nur zu weiterem Leid führt und uns selbst das Leben schwer macht. Weder Rache noch Vergeltung können das Geschehene ungeschehen machen. Der ständige Gedanke daran blockiert uns, hindert uns daran, klar zu denken und zu planen. Da unser Denken ständig um die negativen Gefühle kreist, nehmen wir die erfreulichen Dinge weniger oder gar nicht mehr wahr. Wir sind in der Wut gefangen, fühlen uns ohnmächtig.

Erst wenn wir akzeptieren, was ist – und der Weg dahin ist oft schwierig –, schaffen wir Raum für Veränderung. Neues kann sich entwickeln, es kann weitergehen.

Anderenfalls befinden wir uns in einer Opferrolle, sind wir abhängig davon, dass andere im Sinne von Wiedergutmachung aktiv werden, dass eine offene Auseinandersetzung und eine Klärung möglich werden. Solange wir uns auf die Ungerechtigkeit des Geschehenen konzentrieren, bleiben wir unzufrieden. Wir sind enttäuscht, haben uns in dem anderen getäuscht. Um das Geschehene zu akzeptieren, braucht es neben einer Zeit der Trauer auch gute Gespräche mit vertrauten Menschen oder einem Therapeuten. Ärger bindet jede Menge Energie, die uns dann für andere Dinge fehlt. Die Vorstellung, jemandem etwas nie verzeihen zu können, ist keine Strafe für den Täter, der merkt nichts davon. Doch wie kommen wir da heraus?

Die einzige Möglichkeit, diesen Kreislauf zu durchbrechen, ist das Verzeihen. Das macht frei und handlungsfähig. Wenn ich jemandem verzeihe, verzichte ich auf Vergeltung und Wiedergutmachung. Gleichzeitig mache ich mich von dem anderen unabhängig und befreie mich aus der belastenden Verbindung, entziehe dem Täter die Aufmerksamkeit. Verzeihen heißt jedoch nicht entschuldigen, denn die Verantwortung und die Schuld bleiben beim Täter. Zum Verzeihen gehört auch, dass ich mich mit der Situation abfinde und mich dazu entscheide, die Kränkung hinter mir zu lassen. In der Folge kann ich eine neue Sichtweise entwickeln, neue Wege gehen. Durch das Verzeihen reduziert sich das Ohnmachtsgefühl und der dazugehörige Stress. Während ich voller negativer Energie bin, lässt der Täter es sich vielleicht gerade gut gehen und genießt sein Leben. Er spürt meinen Unmut nicht, der belastet nur mich. Wenn ich die Wut über die Kränkung loslassen kann, ich mich wieder aktiv um mich selbst kümmere, gestalte ich mein Leben. Ich werde wieder handlungsfähig, um eigenverantwortlich und selbstbestimmt für mich zu sorgen. Das verletzende Ereignis wird durch das Verzeihen nicht ungeschehen gemacht, es bleibt ein Teil meiner Lebensgeschichte. Trotzdem kann ich weiterleben und daran wachsen, ein wenig so, wie ein Baum, der in der Rinde eine Verdickung hat an einer Stelle, wo er auf irgendeine Weise verletzt worden ist. Er wächst mit dieser Verletzung weiter, kann trotzdem ein alter stabiler Baum werden … Oft sehen solche Bäume besonders interessant aus.

Durch das Verzeihen reduziert sich der Stress mit allen positiven Auswirkungen auf Körper, Seele und Geist. Wir kommen zunehmend mit uns ins Reine und zur Ruhe. Es wird möglich, einen Schlussstrich unter das Geschehene zu ziehen, wir haben wieder mehr Kontrolle über unser Leben. Das Loslassen von Trauer und Wut schafft Freiraum für neue Möglichkeiten und Erlebnisse.

Verzeihen braucht den Mut, frei und selbstbestimmt mit der gegebenen Situation umzugehen. Wenn wir diesen Schritt gehen, entwickeln wir uns persönlich weiter.

Auch bei Selbstvorwürfen ist das Vergeben, in diesem Fall sich selbst, der Weg aus dem Dilemma. Hinterher ist man immer schlauer und manchmal würde man im Rückblick anders handeln. Weil man jedoch zum Zeitpunkt der Handlung nur das Wissen von damals hatte, konnte man sich oft gar nicht anders entscheiden. Deswegen ist es gut, nachsichtig mit sich selbst zu sein, sich selbst zu verstehen, sich zu vergeben, um dann die Gegenwart und die Zukunft im Frieden mit sich selbst zu gestalten. Unsere Vergangenheit können wir nicht beeinflussen, aber wir erschaffen, indem wir heute gut leben, eine positive Vergangenheit von morgen.

Hierzu gibt es ein schönes Gedicht des persischen Dichters Rumi (1207–1273):

Achte gut auf diesen Tag, denn er ist das Leben – das Leben alles Lebens.
In seinem kurzen Ablauf liegt alle seine Wirklichkeit und Wahrheit des Daseins,
die Wonne des Wachsens, die Größe der Tat, die Herrlichkeit der Kraft.
Denn das Gestern ist nichts als ein Traum und das Morgen nur eine Vision.
Das Heute jedoch, recht gelebt, macht jedes Gestern zu einem Traum voller Glück
und jedes Morgen zu einer Vision voller Hoffnung.
Darum achte gut auf diesen Tag!

Wie kann man sich nun von den Wutgefühlen verabschieden? Der erste Schritt in Richtung der Selbstbefreiung ist, den Entschluss dazu zu fassen. Dann geht es darum, die Wut anzuschauen und die Wutthemen genau zu identifizieren. So können wir uns darüber klarwerden, was der Ursprung unserer Wut ist, was davon wir selbst ändern können und was wir hinnehmen müssen. Oft geht es dabei um Vorwürfe anderen, manchmal auch sich selbst gegenüber, es bestehen Erwartungen an andere, die unerfüllt bleiben oder die Umstände sind anders, als wir das gerne hätten. Unterstützend dazu könnten Sie zum Beispiel einen Wutbrief schreiben, in dem Sie all das zu Papier bringen, worüber Sie wütend sind, was Sie den anderen, der Welt oder sich selbst vorwerfen. Diesen Brief schicken Sie natürlich nicht ab, Sie können ihn noch eine Weile liegen lassen, ihn von Zeit zu Zeit ergänzen. Häufig tritt dabei in dem Moment, wo wir realisieren, dass es ist, wie es ist, Trauer auf. Wenn wir den Schmerz zulassen, die Situation betrauern, wird es im Laufe der Zeit leichter. Ein heilsames Ritual besteht darin, den Brief nach einer Zeit zu verbrennen, die Wut sozusagen verrauchen zu lassen. Sie können auch Ihrer Kreativität freien Lauf lassen und ein ganz eigenes Befreiungsritual für sich entwickeln.

Ergänzend kann man dann mit PEP die Selbst- bzw. die Fremdvorwürfe sowie, falls vorhanden, die noch bestehenden Erwartungen an den anderen auflösen. Wie das geht, finden Sie in Kapitel 2, wo die Technik im Einzelnen beschrieben ist. Nach der Selbst- und der Fremdverzeihübung sowie der Aufgabe der Erwartungshaltung kann man noch eine unterstützende Affirmation für sich entwickeln, mit der man dann noch einige Wochen arbeitet. Sie kann z. B. lauten: Unabhängig davon, wie XY sich verhalten hat bzw. verhält, genieße ich jetzt mit Lust und Freude mein Leben. Durch das regelmäßige Aussprechen der Affirmation wird der Lösungsprozess weiter unterstützt, das leidvolle Erleben lässt nach.

Je nachdem, was der Ursprung der Wut bzw. des Grolls ist, ist es auch hier von Vorteil, therapeutische Unterstützung in Anspruch zu nehmen.

Im Zusammenhang mit der Krebserkrankung gibt es viele Quellen für Wut, Trauer und Ohnmacht. Die Frage nach dem »Warum?« oder dem »Warum ich?« steht im Raum. Darauf gibt es jedoch in den seltensten Fällen eine befriedigende Antwort. Durch die Krankheit kommen wir eventuell zusätzlich wieder in Kontakt mit alten Gefühlen der Wut und Ohnmacht. Diese sind im Gehirn gespeichert und werden möglicherweise aktiviert. Gedanken wie »immer ich« oder »schon wieder ich« können lähmend wirken, denn sie halten uns in der Opferrolle gefangen. Dann fühlen wir uns ausgeliefert, können depressiv reagieren. Es ist gut, die alten Wutthemen anzuschauen und sich mit der oben beschriebenen Technik davon zu verabschieden. Zusätzlich können Sie herausfinden, welche Ihrer Fähigkeiten und Stärken, welche Menschen eventuell schon einmal dabei geholfen haben, schwierige Situationen bzw. Krisen zu bewältigen. So können Sie den anstehenden Weg auf eine möglichst selbstbestimmte Weise gut gehen.

Gerade in schwierigen Lebensphasen ist es wichtig, Ja zum Leben zu sagen, die belastende Situation anzunehmen und sie möglichst selbstfürsorglich und selbstbestimmt zu gestalten. Das ist gewiss nicht einfach, spart jedoch viel Energie und eröffnet neue Möglichkeiten. Arnold Beisser (2005) entwickelte während seiner schweren Erkrankung an Kinderlähmung die sogenannte paradoxe Theorie der Veränderung: »Veränderung wird dann und nur dann möglich, wenn man sich selbst annimmt, wie man ist und nicht versucht zu werden, was man nicht ist. Das erfordert auch, dass wir all das annehmen, was uns im Leben begegnet.«

Wir bestimmen immer von innen heraus, wie wir auf die Einflüsse von außen reagieren. Solange wir die Gegebenheiten ablehnen oder dagegen ankämpfen, sind wir darin gefangen. Sobald wir sie mutig akzeptieren, können wir damit umgehen, Entscheidungen treffen und aktiv werden.

Beisser verbrachte viele Monate in der eisernen Lunge, haderte verständlicherweise sehr mit der Erkrankung, die ihn mit Ende zwanzig, kurz nach seinem medizinischen Staatsexamen und kurz vor einem Leichtathletik-Wettkampf ereilt hatte. Er war als aktiver Mensch und erfolgreicher Sportler plötzlich in der Bewegungslosigkeit gefangen. Sein Zustand besserte sich über Monate nicht. Erst nach einiger Zeit der Wut, der Trauer und der Ohnmacht nahm er sein Schicksal an. Diese Akzeptanz öffnete ihm den Weg dazu, sich weiterzuentwickeln. Als er die Einschränkungen durch die Krankheit hinnahm, machte er Fortschritte, lernte langsam wieder alleine zu atmen, und konnte schließlich nach entsprechender Behandlung im Rollstuhl sitzen. Er arbeitete später als Psychotherapeut.

Statt also mit dem Krebs zu hadern, könnten Sie versuchen, die Krankheit so gut es irgendwie geht anzunehmen, damit selbstfürsorglich umzugehen, zu schauen, wer oder was Ihnen dabei hilft. Das ist, abhängig vom Stadium der Erkrankung und von ihrem Verlauf, manchmal nicht einfach. Auf dem Weg zur Akzeptanz treffen wir immer auf Trauer. Gehen wir damit aktiv um, für uns alleine oder gemeinsam mit anderen, dann ist das ein guter Schutz gegen Depressivität, denn nicht geweinte Tränen machen depressiv. Wenn wir trauern, können wir loslassen, schließlich eröffnen sich neue Möglichkeiten. Meistens geht es auch darum, dass wir uns von etwas verabschieden müssen. Jeder braucht unterschiedlich lange dafür. Schauen Sie, wie viel Zeit Sie auf dem Weg durch die Trauer brauchen und wer Sie dabei begleiten kann. Hoffnung und Zuversicht sind dabei gute Weggefährten. Luise Reddemann weist darauf hin, dass Akzeptanz am besten dann gelingt, wenn wir uns ausreichend getröstet fühlen können. Fast alle Menschen brauchen Mitgefühl, Hoffnung und Trost, um etwas Schweres anzunehmen. So können tröstliche Gespräche mit nahestehenden Menschen uns helfen, zu uns selbst zu kommen und Schritte zu unternehmen, die uns befreien.

Wir müssen unser Dasein
so weit, als es irgend geht, annehmen;
alles, auch das Unerhörte, muss darin möglich sein.

Rainer Maria Rilke

Solange wir ein Problem, z. B. die Krankheit, nicht hinnehmen, befindet dieses sich immer im Zentrum unserer Aufmerksamkeit. Auch wenn ich mich auf die Suche nach der Ursache der Krebserkrankung mache, konzentriere ich mich andauernd auf das Problem, bin darin gefangen und blockiert. Da die Energie der Aufmerksamkeit folgt, fließt sie ständig ebenfalls zum Problem. Das kostet Kraft.

Erst wenn wir die Situation annehmen, wird der Weg frei, neue Perspektiven eröffnen sich und wir können unsere Energie einsetzen, um voranzukommen und möglichst viel für das eigene Wohlgefühl zu tun.

So kann man sich auf den Weg machen, um Lösungen zu finden. Man kann sich achtsam vorwärtsbewegen, Schritt für Schritt im eigenen Tempo gehen, ein Ziel für sich definieren, unterwegs prüfen, ob es sich richtig anfühlt. Manchmal ist es gut, innezuhalten, Kraft zu tanken.

In Anlehnung an die lösungsorientierte Therapie von Ben Furman sollte das Ziel positiv formuliert werden, also: »Ich möchte gesund sein« oder »Ich wünsche mir eine gute Lebensqualität« statt »Ich möchte nicht mehr krank sein«.

Indem wir uns unsere Stärken und Fähigkeiten bewusst machen und diese einsetzen, wird die Situation handhabbarer. Wir können sie selbstfürsorglich gestalten, die Ohnmacht reduziert sich. Eigene Erfahrungen von Kompetenz, Freude und Vertrauen reduzieren den Stress und die Anspannung. In einem entspannten Zustand neigen wir weniger zu Wut und Ärger. Es ist gut, wenn wir uns selbst verstehen, herausfinden, womit die Gefühle zusammenhängen und schauen, was wir brauchen, um uns besser zu fühlen. Dann können wir eventuell noch andere darum bitten, dabei zu helfen, diese Dinge in die Tat umzusetzen. Das alles steigert unsere Selbstwirksamkeit. Diese ist ein wichtiger Bestandteil der Resilienz, mit der wir uns in Kapitel 10 beschäftigen werden.

David Servan-Schreiber (2010) beschreibt ein Experiment, das Martin Seligman mit Ratten durchgeführt hat. Auf diese wurden so viele Krebszellen übertragen, dass davon mindestens 50 % von ihnen einen tödlichen Tumor bekommen würden. Der Teil der Ratten, die sich selbst überlassen blieben, verstarb zur Hälfte innerhalb von drei Monaten. Eine zweite Gruppe der Tiere wurde leichten Elektroschocks ausgesetzt, denen sie jedoch entgehen konnten, indem sie auf einen

Knopf in ihrem Käfig drückten. Eine dritte Gruppe erhielt ebenfalls Elektroschocks, hatte aber keine Möglichkeiten, diese abzuschalten. Von den Ratten, die gelernt hatten, die Elektroschocks zu kontrollieren, waren einen Monat nach der Übertragung der Krebszellen 63 % tumorfrei. Nur 23 % der Ratten, die die Elektroschocks nicht kontrollieren konnten, überwanden den Krebs. Daraus kann man schließen, dass die Ohnmacht das Fortschreiten des Tumors beschleunigt hatte. Nicht der Stress an sich, also die Elektroschocks, sondern die Art, wie wir darauf reagieren, ob wir uns ohnmächtig fühlen oder ob wir das Gefühl haben, wir könnten die Situation kontrollieren, hat einen Einfluss auf den Verlauf der Erkrankung.

Zum Abschluss dieses Kapitels möchte ich Ihnen eine alte Legende aus der Sahara mit auf den Weg geben:

»*Eine Gruppe Touristen versammelte sich eines Abends mit ihrem Reiseführer bei einer außergewöhnlichen Palme am Strand. Diese Palme hatte eine besondere Form. Sie wirkte gedrungen, hatte jedoch einen kräftigen hohen Stamm und starke saftig grüne Fächer.*

Ganz besonders aber war die Krone der Palme. Wann immer der Wind die Fächer des Baumes auseinanderwehte, wurde an der Stelle, wo sonst die frischen Triebe nachwachsen, ein großer roter Stein sichtbar. Ähnliche Steine fanden sich mehrfach an diesem Strand. Als die Touristen verwundert fragten, wie denn der Stein mitten in das »Herz« der Palme gekommen sei, erzählte der Reiseleiter ihnen die folgende Geschichte: Vor vielen Jahren, als die Palme noch ein kleiner Baum war, kam eines Tages ein halbverdursteter, völlig erschöpfter Mann durch die Wüste. Als er merkte, dass er seinen Durst mit dem salzigen Wasser des Meeres nicht stillen konnte, wurde er in seiner Verzweiflung so wütend, dass er den Stein nahm und ihn in die Krone der jungen Palme presste. Dann verließ ihn seine Kraft und er brach zusammen. Kurze Zeit später wurde er gefunden und gerettet. Um die verletzte Palme kümmerte sich jedoch niemand.

Die kleine Palme spürte unter dem Gewicht des Steines, der in ihrer Mitte lag, einen starken, fast unerträglichen Schmerz. Sie versuchte alles, um den Stein loszuwerden, wütete, schüttelte und wehrte sich. Was immer sie in ihrer Verzweiflung versuchte, nichts half. Als der kleine Baum kurz davor war, aufzugeben, beschloss er, sich in sein Schicksal zu fügen und es anzunehmen. Kurz darauf spürte er, dass aus seiner Mitte neben dem Schmerz eine Kraft entstand, die ihm half, den Stein zu tragen. Um mit dem schweren Gewicht nicht umzufallen, schickte der Baum seine Wurzeln in die Tiefe. So verankerte er sich und stieß gleichzeitig tief unten im Boden auf eine Quelle, von der er wunderbar gestärkt und genährt wurde. So wurde die Palme mit der Zeit höher, stabiler und kräftiger als alle anderen am Strand. Wegen ihrer Besonderheit wurde sie bald »Steinpalme« genannt. Sie hatte die Last des Steines angenommen und war über sich selbst hinausgewachsen.

Diese Legende findet sich in ausführlicher, sehr poetischer Form in dem Büchlein *Die Steinpalme* von Pet Partisch.

Vierte Einkehr

Welche Bilder tauchen in Ihrer Vorstellung auf beim Gedanken an:
einen sonnigen Herbsttag,
bunt gefärbtes Laub in allen Schattierungen von Gelb über Orange, Rot und Braun,
strahlend gelbe Blätter vor tiefblauem Himmel,
rote Pilze mit weißen Punkten umgeben von sattgrünem Moos,
vom Baum gefallene rote Äpfel zwischen gefallenen Blättern im Gras,
die Zweige des Birnbaums, die sich unter der Last der gelben Früchte biegen,
Geruch nach Herbst,
die noch wärmende Sonne auf der Haut,
Waten durch raschelndes Laub,
Kinder lachen, bunte Blätter wirbeln durch die Luft,
Momente voller Heiterkeit und Leichtigkeit.

8. Umgang mit dem Thema »Tod« und der Angst zu sterben

Ich glaube, dass wenn der Tod unsere Augen schließt, wir in einem Lichte stehen, von welchem unser Sonnenlicht nur der Schatten ist.
Arthur Schopenhauer

Die Angst vor dem Tod bzw. der Sterblichkeit entsteht, weil wir wissen, dass der Tod unausweichlich ist und wir uns trotzdem wünschen, weiterzuleben. Die Angst zu sterben ist einer unserer vier Grundkonflikte, die Irving D. Yalom (2010) beschreibt.

Viele Menschen, die sich mit dem Tod auseinandergesetzt haben, verändern sich. Sie leben bewusster, genießen mehr den Moment, haben mehr Mitgefühl. In der Folge kommt es häufig zum Wachstum der Persönlichkeit, zur Reifung. Neue Schwerpunkte werden gesetzt, die Fähigkeit, Entscheidungen zu treffen, aber auch die, sich abzugrenzen, das heißt Dinge nicht zu tun, die man nicht tun will, verstärkt sich. Das Gefühl für das Leben im Hier und Jetzt steigt. Die elementaren Tatsachen des Lebens, wie der Wandel der Natur im Laufe der Jahreszeiten, werden mehr wahrgenommen. Andere Ängste, wie z. B. die vor Kritik und Zurückweisung, können abnehmen. Oft ändert sich die Lebensperspektive, man ruht mehr in sich selbst. Wenn man um die Endlichkeit weiß, nimmt man das Leben oft bewusster wahr. Gedanken über den Sinn des Lebens und das, was wichtig ist, kommen in den Fokus.

Die Auseinandersetzung mit dem Thema Tod konfrontiert uns mit Todesangst. Jeder hat seine eigene Furcht vor dem Tod, Ängste um andere, die zurückgelassen werden, aber auch um sich selbst, da niemand weiß, wie das Sterben abläuft. Viele haben Furcht vor Schmerzen, Unsicherheit bezüglich dessen, was danach kommt, usw. Jeder Mensch geht anders mit der Thematik um. Die meisten haben Angst, manche geraten in Panik, versuchen zu kämpfen, andere werden traurig, fühlen sich gelähmt, wieder andere verdrängen das Gefühl. Der Glaube und die damit verbundenen Rituale sind für Sterbende oft wichtige Ressourcen. Angst ist, wie bereits im letzten Kapitel gesagt, ein Grundgefühl unseres Lebens, sie spiegelt unsere Abhängigkeit von sicheren Lebensumständen wider. Angst vor dem Sterben entsteht an allen Schwellensituationen unseres Lebens. Wir alle sterben während unseres Lebens sozusagen viele »kleine Tode«, durchleben viele Abschiede und Neubeginne. Wann immer wir Entwicklungsschritte machen, ob wir vom Krabbeln zum Gehen kommen, vom Kindergarten in die Schule, von dort zum Studium, vom Elternhaus in die Selbstständigkeit, von dort in die Ehe usw., es geht im Prinzip immer um Abschied und Neubeginn. Goethe hat bereits gesagt: »Und solang du das nicht hast, dieses: Stirb und werde! Bist du nur ein trüber Gast auf der dunklen Erde.« An all diesen Schwellensituationen, also immer dann, wenn wir uns etwas Neuem, bisher Unbekanntem, stellen und das sichere, bekannte Terrain verlassen, entsteht Angst.

Die einzig sicheren Fakten im Leben eines Menschen sind, dass wir geboren werden und dass wir sterben müssen. Wenn wir auf die Welt kommen, haben wir keine Erinnerung daran, wo wir herkommen, wenn wir sterben, wissen wir nicht, wohin wir gehen, was auf uns zukommt.

Solange wir gesund sind, blenden wir in der Regel die Themen Tod, Sterben und Krankheit aus. Diese Verdrängung ist auch wichtig, denn wenn die Angst ständig bewusst wäre, könnten wir das Leben nicht genießen. Erst wenn in unserem Umfeld jemand schwer erkrankt oder verstirbt, bzw. bei uns selbst oder jemandem Nahestehenden eine potentiell lebensbedrohliche Situation eintritt, setzen wir uns gezwungenermaßen mit dem Thema auseinander. Mit der Krebsdiagnose wird das Verleugnen der eigenen Sterblichkeit und des Todes im Allgemeinen unmöglich. Wir werden damit konfrontiert, dass Krankheit, Tod und das Sterben zur Realität gehören. Das ängstigt nicht nur die Betroffenen selbst, sondern auch alle Menschen im Umfeld, weil die Krebserkrankung mit Verletzlichkeit, Ohnmacht und drohendem Verlust verbunden ist.

Die meisten Menschen versuchen, Gespräche über die Endlichkeit zu vermeiden. In Bezug auf die Auseinandersetzung mit Tod und Sterben hat sich jedoch gezeigt, dass es in der Regel sehr entlastend und hilfreich ist, darüber zu sprechen, die damit verbundenen Gefühle auszusprechen und anzunehmen. In meiner Arbeit mit Gruppen bestätigte sich häufig, dass auch diejenigen, die das Problem lieber verdrängten, durch die Erzählungen der anderen schließlich ihre Scheu verloren. Nach anfänglicher Sprachlosigkeit waren sich in den Gruppen alle einig, dass es gut und erleichternd war, einen Raum für die Thematik zu haben. Im normalen Alltag gab es in der Regel keine Möglichkeit dazu. In den Gruppen näherten wir uns dem Thema durch die Beschäftigung mit drei Fragen:

1. Wie habe ich das Sterben eines anderen bisher erlebt?
2. Welche Vorstellung habe ich davon, wohin man geht, wenn man stirbt? Habe ich einen Glauben, eine spirituelle Vorstellung?
3. Welche Möglichkeiten gibt es heute, das Sterben zu gestalten?

Diese Strukturierung hat sich sehr bewährt. Deswegen möchte ich mich auch an dieser Stelle daran halten.

8.1 Wie habe ich das Sterben eines anderen bisher erlebt?

Viele haben ab einem bestimmten Alter schon einmal jemanden beim Sterben begleitet. Je nachdem, ob es in der gewohnten häuslichen Umgebung oder in einer stationären Einrichtung war, kann der Ablauf sehr unterschiedlich sein. Manchmal kann man den Abschied gestalten, manchmal auch einfach nur begleitend da sein. Das hängt von mehreren Faktoren ab, auch davon, was der bzw. die Sterbende sich wünscht. Manche Menschen versterben gerade dann, wenn die betreuenden Angehörigen für einen kurzen Moment den Raum verlassen haben.

Es gibt so viele verschiedene Sterbeabläufe, wie es unterschiedliche Menschen gibt.

Fast allen gemeinsam ist die Beobachtung der begleitenden Hinterbliebenen, dass die gerade Verstorbenen einen friedlichen Gesichtsausdruck haben.

Wenn nahestehende Angehörige oder Freunde sterben, sind wir mit dem Gefühl der Trauer konfrontiert. Doch nicht nur die Hinterbliebenen trauern, auch die Sterbenden, die sich vom Leben und allen anderen verabschieden müssen.

Als ich vor Jahren in einem Seminar bei Carl Simonton eine Sterbemeditation machte, mir dabei vorstellte, dass mein Sterbetag immer näher rückte, wer mich dabei begleitete und von wem ich mich für immer verabschieden musste, wurde mir deutlich, wie traurig man selbst ist, wenn man sich vom Leben, den Menschen und allem, was dazu gehört, verabschieden muss, wenn das Leben zu Ende geht. Vor der Sterbemeditation waren Angst und Verzweiflung die Gefühle, die ich hauptsächlich erwartet hatte. Das Ausmaß der eigenen Trauer in diesem Zusammenhang war für mich eine völlig neue Erfahrung.

Jeder trauert auf seine Weise, auch die Trauer der Hinterbliebenen ist ein individuell unterschiedlich langer Prozess. Manche trauern kurz und intensiv, ganz tief, andere trauern weniger intensiv und dafür länger, es gibt alle möglichen Varianten. Grundsätzlich ist es so, dass die Trauer einen eine ganze Weile durch das Leben begleitet, so lange, bis man den Verlust für sich akzeptiert und das, was der Verstorbene für einen selbst bedeutete, integriert hat. Hat man das, sozusagen in Form von Erinnerungen, eventuell auch in Form von Fähigkeiten oder Gewohnheiten, verinnerlicht, kann man anders mit dem Verlust leben. Man kann herausfinden, wie man mit dem Verstorbenen verbunden bleiben kann. So kann dann im Laufe der Zeit, Schritt für Schritt, der Alltag ohne den Verstorbenen neu gestaltet werden.

Bei der Bewältigung der Trauer sind oft Rituale hilfreich. So kann man für den Verstorbenen etwas pflanzen, ihm noch eine Weile einen Platz am Esstisch bewahren usw. Die Unterstützung durch Freunde und Angehörige ist oft wertvoll, manchmal kann es sinnvoll sein, sich einer Trauergruppe anzuschließen. Dort kann man die Gefühle mit anderen Betroffenen teilen, sich im Austausch mit anderen trösten, denn »Geteiltes Leid ist halbes Leid«.

Gian Domenico Borasio (2012) beschreibt vier Aufgaben, die Trauernde erfüllen müssen. Der Verlust muss als Realität akzeptiert werden, der Schmerz der Trauer muss durchlebt und erfahren werden, man muss sich an eine Umwelt anpassen, in der das Verlorene fehlt und dem Verlorenen emotional einen neuen Platz geben, dabei die Erinnerungen mitnehmen und weitergeben.

Ihre Erfahrungen mit Tod und Trauer, über die man sonst fast nie spricht, zu teilen, war für die Mitglieder meiner Gruppen sehr bewegend und verbindend. Sie konnten sich und ihre Reaktionen besser verstehen, sich selbst damit besser annehmen.

8.2 Welche Vorstellung habe ich davon, wohin man geht, wenn man stirbt?

Bei der Auseinandersetzung mit dem Abschied hilft eine gute spirituelle Haltung, das heißt, völlig losgelöst von Religiosität, der Glaube an eine wie auch immer geartete höhere Macht, an einen größeren Sinn und Zusammenhalt. In München gibt es daher inzwischen, angegliedert an die Palliativmedizin, einen Lehrstuhl für Spiritual Care. Wenn wir eine Vorstellung davon haben, was uns nach dem Sterben erwartet, wir also nicht im »Nichts« verschwinden, wird der Weg leichter.

Die Frage, was mit uns nach unserem Tod geschieht, hat die Menschheit schon immer beschäftigt. Gehen wir dieser Frage nach, so führt uns das einerseits zu den Religionen, andererseits zu den Naturwissenschaften, hier besonders zur Quantenphysik und zur Quantenphilosophie. Ich berichte Ihnen im Folgenden einiges, was mir im Laufe der Jahre zu diesem Thema begegnet ist. Es ist ein grober Überblick ohne Anspruch auf Vollständigkeit und soll eine Hilfe sein, sich mit dem Thema zu beschäftigen, eine eigene Haltung dazu zu finden.

1975 begann Dr. Raymond Moody in Amerika, Nahtoderlebnisse zu dokumentieren. Seitdem gibt es zahlreiche Berichte von Menschen, die reanimiert wurden. Diese Erzählungen beinhalten immer einen ähnlichen Ablauf. So erzählte mir während meiner klinischen Zeit auf der Intensivstation ein Patient nach seiner Reanimation von seinen Erlebnissen. Er hatte sich schwebend außerhalb seines Körpers erlebt und ein helles Licht hinter einem Tunnel gesehen. Das alles empfand er als ganz friedlich. Dann verspürte er einen starken Sog zurück in seinen Körper, dem er nachgab.

Bernhard Jakoby (2008) beschreibt bestimmte Merkmale von Nahtoderfahrungen. Allen gemeinsam ist das Erlebnis, außerhalb des Körpers zu sein, sowie das Gefühl von Frieden und Schmerzfreiheit. Die Menschen erfahren sich als heil und gesund, ganz egal, welche Defizite oder Erkrankungen sie vorher hatten. Sie erleben sich außerhalb ihres Körpers und können genau berichten, was passiert ist, obwohl sie nachgewiesenermaßen bewusstlos waren, einen Herz-Kreislauf-Stillstand hatten. Viele haben ein Tunnelerlebnis. Dieses wird nicht von jedem wahrgenommen, manche sehen auch eine Leere oder Brücken bzw. Bergpässe. Bereits im Tunnel treffen manche Menschen verstorbene Verwandte oder Freunde, Lichtwesen oder Engel. Es findet eine Begegnung mit einem Licht statt, das als bedingungslose Liebe empfunden wird. Es kommt zu einer Lebensrückschau, die das Erlebte von der Gegenwart bis zur Geburt zurück umfasst. Oft versteht man dann, was im Leben wirklich zählt und was richtig ist. Am Ende kehren sie in den Körper zurück. Nach einer Nahtoderfahrung treten oft Veränderungen der Persönlichkeit und des Lebensstils auf, die Angst vor dem Tod verschwindet, die Freude am Leben nimmt zu.

Auch wenn diese Nahtoderlebnisse individuell und subjektiv sind, treten doch immer wieder Übereinstimmungen auf. Das heißt, die oben beschriebenen Elemente treten in der ein oder anderen Weise auf, immer persönlich getönt und mehr oder weniger deutlich. Allen gemeinsam ist jedoch die Begegnung mit dem Licht der bedingungslosen Liebe. Die meisten Menschen erleben in der Nahtoderfahrung die Geborgenheit im großen Ganzen, sie erleben eine andere Ebene der Wirklichkeit, und das unabhängig von Gehirnfunktionen oder biochemischen Vorgängen im Körper.

Die Ursache der Nahtoderfahrung ist bis heute nicht geklärt und wir wissen nicht, ob es sich um reale Erlebnisse oder lediglich um Entladungen des Gehirns handelt. Bemerkenswert ist allerdings, dass sich alle Schilderungen sehr ähneln.

Der amerikanische Neurochirurg Eben Alexander (2014) beschreibt in seinem Buch *Blick in die Ewigkeit* seine Nahtoderfahrung, die er während einer Meningitis machte. Er befand sich im Koma, da seine Hirnrinde, der Neocortex, durch die Erkrankung sozusagen ausgeschaltet war. Seine komplexen bildreichen Erlebnisse während dieser Zeit lassen sich medizinisch nicht erklären. Was er bei Schilderungen von Nahtoderfahrungen seiner Patienten noch für Fantasie gehalten hatte, wurde für ihn zur Realität.

Alexanders Fazit war unter anderem, dass wir uns der Einheit mit dem Universum, dessen, dass Gott und die spirituellen Welten in allen Teilen, auch in uns Menschen präsent sind, nicht bewusst sind. Menschen zu allen Zeiten, in allen Kulturen auf allen Kontinenten sahen einen schöpferischen Geist als sinnvoll an. Sie gaben ihm verschiedene Namen.

Alexander (S. 202) stellt einen Bezug zwischen seinen Erlebnissen und der Quantenphysik her. Quantenphysikalisch ist unsere Materie nur ein Teil der Wirklichkeit. Daneben gibt es die Dimension der kleinsten Teilchen, die aufgrund der Welle-Teilchen-Dualität alles miteinander verbinden. Das alles ist schwer zu verstehen, bereits Einstein sagte: »Als Gott das Universum erschuf, war seine geringste Sorge, es so zu schaffen, dass wir es verstehen.« Unser Gehirn besteht letztlich aus den kleinsten Teilchen, den Quantenteilchen. Geht man davon aus, dass diese wegen des Welle-Teilchen-Dualismus nicht fest im Gehirn lokalisierbar sind, dann könnte man einen transzendenten Geist vermuten. Beweisbar ist das jedoch bis heute genauso wenig wie die Erfahrungen des niederländischen Herzchirurgen Pim van Lommel (2018). Dieser hat bei seinen Patienten viele Nahtoderfahrungen erlebt. Nach seinen Erkenntnissen sind all diese Berichte nur erklärbar, wenn man davon ausgeht, dass es, analog zur quantenphysikalischen Theorie, ein nicht lokales Bewusstsein gibt, das losgelöst vom Körper existiert. Van Lommel beschreibt, dass Menschen, die eine Nahtoderfahrung gemacht haben, sich nach ihren Schilderungen in einer Dimension erlebt haben, in der Zeit und Raum nicht von Bedeutung waren, in der sie die Vergangenheit und die Zukunft gleichzeitig sehen konnten, in der sie sich eins mit sich selbst und geheilt fühlten, in der unendliches Wissen und bedingungslose Liebe erlebbar waren. Sie nahmen wahr, dass alles mit allem verbunden ist. Die Erfahrung, dass unser Bewusstsein nach dem körperlichen Tod weiter existiert, veränderte ihr Weltbild.

Wenn man bei einer Nahtoderfahrung erlebt, dass die Seele den Körper verlässt, eröffnen sich vollkommen neue Perspektiven. Vergleichbar ist das wahrscheinlich mit dem von Ralph Skuban (2011) in *Patanjalis Yogasutra* beschriebenen sogenannten Samadi-Zustand. Durch Gebet oder Meditation, durch tiefes Einsinken in sich selbst, kommt man in einen Bewusstseinszustand, in dem das Bewusstsein nicht mehr an den Körper gebunden ist. Es erfährt sich vereint mit dem Geist. Patanjali bezeichnet diese als Erfahrung als das »große Sein ohne Körper«.

Der Glaube an eine Seele, die nach dem Tod den Körper verlässt, ist in vielen Religionen tief verankert. Schon die Naturvölker glaubten, dass die Seele nach dem Tod des Körpers weiter existiert. So glaubten z. B. die Indianer an die ewigen Jagdgründe, in denen die Geister der Verstorbenen sich aufhalten. Im Hinduismus geht man davon aus, dass die Seele den Leichnam verlässt und in einem Zwischenzustand bleibt, von dem aus sie in das Reich der Ahnen kommt, wo sie ewig leben kann. In den Upanishaden, einer Sammlung philosophischer Schriften des Hinduismus, wurde diese Vorstellung weiterentwickelt. Je nachdem, wie das selbst verursachte Karma eines Menschen war, muss er mehrfach wiedergeboren werden, bevor er in das Reich des Gottes Vishnu eingeht.

Nach dem tibetanischen Totenbuch der Buddhisten befindet sich der Verstorbene zunächst in einem Schwebezustand zwischen dem Leben und dem buddhistischen Paradies. Auf dem Weg durch die Nach-Tod-Zustände muss er sich mit verschiedenen Erscheinungen auseinandersetzen, um sein Karma aufzulösen und dann zu erkennen, dass die wahre Natur der Dinge strahlendes Licht ist. Hierbei wird zwischen dem primären klaren Licht der absoluten Wirklichkeit und dem sekundären klaren Licht der Befreiung unterschieden. Auch in den Vorstellungen des Totenbuches gelangt der Verstorbene in einen strahlen Geistkörper. Wenn es ihm gelingt, das Karma aufzulösen, ist er frei. Anderenfalls tritt er in den Prozess der Wiedergeburt ein. In den christlichen Religionen gibt es ebenfalls die Vorstellung von einer Weiterexistenz der Seele nach dem Tod. Entweder tritt diese in das Reich Gottes ein oder sie befindet sich im Zwischenbereich des sogenannten Fegefeuers, wo sie im Lichte Gottes auf ihr Leben zurückblickt und dadurch eine schmerzliche Läuterung erfährt, oder der Verstorbene gelangt als Sünder im Sinne der Religion in die Hölle. Diese bedeutet eine selbstgewählte Ferne von Gott.

Parallel dazu stellten die alten Griechen sich den Hades, eine Unterwelt vor. Dort führt die Seele ein Schattendasein, sofern sie nicht von den Göttern ins Elysium, das Paradies der Seligen, aufgenommen wurde.

Niemand weiß, wie es ist, zu sterben. Tröstlich ist vielleicht diese Vorstellung von Buddha (Dhammapada Vers 90):

» *»Er hat seine Reise vollendet. Er ist über das Leid hinausgelangt. Die Fesseln des Lebens sind von ihm abgefallen und er lebt in völliger Freiheit.«*

8.3 Wie können wir das Sterben heute für uns gestalten?

Mit einer unheilbaren Erkrankung durchläuft man unterschiedliche Phasen von Hoffnung. Zu Beginn bezieht sich das Hoffen auf Heilung, die Möglichkeit der Behandlung und die Lebensverlängerung. Werden diese Ziele unwahrscheinlicher, dann richtet die Hoffnung sich darauf, dass die zurückbleibenden Hinterbliebenen den Verlust bewältigen werden, dass man selbst in Würde und schmerzfrei sterben kann. Aus der Erfahrung von Sabine Lenz (2014) im Umgang mit Sterbenden wird der Tod ganz am Ende, wenn die Kraft nachlässt, eine Lösung, eine Erlösung und kein Problem mehr sein.

Die meisten Menschen wünschen sich heute immer noch, zu Hause in ihrer gewohnten Umgebung zu sterben, die allermeisten sterben jedoch in Krankenhäusern und Pflegeheimen. Es gibt inzwischen eine Vielzahl von palliativmedizinischen Betreuungsmöglichkeiten am Lebensende.

Eine der wichtigsten Neuerungen im deutschen Gesundheitswesen sind nach G. D. Borasio (2012) die SAPV-Teams, spezialisierte ambulante Palliativversorgungsteams. Sie setzen sich zusammen aus Ärzten, Krankenschwestern und Koordinationskräften. Diese Teams unterstützen die Hausärzte, falls nötig, übernehmen sie die Patientenversorgung ganz und stellen eine Rund-um-die-Uhr- Rufbereitschaft zur Verfügung. So können unnötige Krankenhauseinweisungen vermieden und der Wunsch, zu Hause zu sterben, verwirklicht werden.

Wenn eine Versorgung im häuslichen Umfeld nicht machbar ist, stehen Palliativstationen zur Verfügung. Das sind Akutstationen in einem Krankenhaus, die unter ärztlicher Leitung stehen. Dann gibt es die Hospize, hochspezialisierte Pflegeheime für Sterbende. Dort ist keine ständige Arztpräsenz gegeben. Die ärztliche Betreuung wird von den niedergelassenen Ärzten bzw. Hausärzten übernommen. Ambulante Hospizdienste bestehen aus ehrenamtlichen, speziell geschulten Mitarbeitern, die den Sterbenden und auch ihren Angehörigen in der letzten Phase begleitend zur Seite stehen.

Die Palliativmedizin kommt immer dann zum Einsatz, wenn Heilung nicht mehr möglich ist, das heißt, wenn die Erkrankung weit fortgeschritten und die Lebenserwartung begrenzt ist. Das Hauptziel ist die Aufrechterhaltung einer möglichst guten Lebensqualität. Ärzte, Pflegepersonal und andere Berufsgruppen arbeiten dabei eng zusammen. Dank der modernen Medizin können die unterschiedlichsten Symptome am Lebensende heute gut behandelt werden.

Am Lebensende wünschen sich die meisten Menschen Schmerzfreiheit und Geborgenheit. Dabei bezieht sich Schmerzfreiheit nicht nur auf die körperlichen, sondern auch auf die seelischen Beschwerden (Borasio 2012). Auch die Erhaltung der Individualität und die Aufrechterhaltung der Würde sind für viele verständlicherweise sehr wichtig. Bei guter Versorgung erleben viele die letzte Lebensphase als besonders intensiv. Die Sterbenden sollten möglichst selbst bestimmen können, was für sie noch lebenswert ist, was sie brauchen, um in dieser von Abschied und Trauer geprägten Situation zurechtzukommen.

Wenn keine Aussicht auf Heilung mehr besteht, kann es hilfreich sein zu erfragen, was die Betroffenen stattdessen erhoffen. Gespräche über die Endlichkeit und die Gefühle, die damit verbunden sind, können entlastend sein. Indem wir die Gefühle annehmen, anschauen, aussprechen und anerkennen, dass sie da sind, wird vieles leichter. Manche Menschen möchten jedoch nicht darüber sprechen, was sie bewegt. Es gilt, einfühlsam herauszufinden, wie gut der Betroffene informiert sein und wie sehr er mitbestimmen möchte, was mit ihm geschieht. Aus eigener hausärztlicher Erfahrung weiß ich, wie schwierig es manchmal sein kann, diesen Prozess zu begleiten. Es kommt vor, dass die Angehörigen gern darüber sprechen möchten, was sie bewegt, während der Erkrankte diese Themen unbedingt vermeiden will. Wenn es dennoch gelingt, die Kommunikation in Gang zu bringen, entstehen oft Momente von besonderer Nähe. Manchmal bleibt es jedoch bei der Sprachlosigkeit. Doch auch nonverbal, ohne Worte, durch Berührungen, Gesten und Blicke kann tiefe Verbundenheit gezeigt werden.

Auch Paul Sporken (1982) hält menschliche Nähe in der letzten Lebensphase für besonders wichtig. Diese Nähe erfordert jedoch Mut, denn es kann sein, dass der Sterbende Themen anspricht, die für den Begleiter mit Ohnmacht verbunden und belastend sind. Wir müssen in der Lage sein, die Hilflosigkeit gemeinsam auszuhalten. Von zentraler Wichtigkeit ist, dass der Begleiter zuhören kann und den Sterbenden in seinen Bedürfnissen ernst nimmt. So ist es z. B. gut, bei Traurigkeit nachzufragen, was denn gerade so traurig macht. Sterbende Menschen sind auf eine besondere Art und Weise einsam, allein mit ihren Ängsten, ihrer Trauer, der Auseinandersetzung mit dem Abschied und dem Loslassen, aber auch mit der Frage nach dem Sinn des Lebens. Im Krankenhaus und in den mit viel Technik eingerichteten Intensivstationen ist eine einfühlsame Begleitung oft schwierig. Auch der Zeitdruck, unter dem Ärzte und Pflegepersonal arbeiten, ist hier wenig förderlich. Es gibt kein allgemeingültiges Rezept im Umgang mit Sterbenden. Wie Sporken sagt, hat natürlich jeder das Recht zu erfahren, wie es um ihn steht. Genauso hat er aber auch das Recht zu entscheiden, ob er darüber sprechen möchte oder ob er diese Wahrheit lieber verdrängt, wenn er sie nicht ertragen kann.

Eine der wenigen Möglichkeiten der Selbstbestimmung in dieser Situation ist, dass der Sterbende, soweit wie möglich entscheiden kann, wo, mit wem und wie er die letzte Zeit verbringen möchte. Jeder Sterbende geht seinen eigenen Weg. Es ist gut, wenn die Begleiter diesen Weg erkennen, um ihn wohlwollend und mit Empathie mitzugehen, am besten Schritt für Schritt mit Achtsamkeit für den Augenblick.

Keiner weiß, wie er sterben wird, manche sterben plötzlich, werden mitten aus dem Leben gerissen, andere haben Zeit, sich darauf vorzubereiten, und wissen es lange vorher. Hier ergibt sich immer eine Chance, gemeinsam mit Angehörigen und Freunden zu trauern, noch einmal Rückblick auf das Leben zu halten, sich an Positives zu erinnern und ungelöste Konflikte aufzuarbeiten. Das ist, auch wenn es so selbstverständlich klingt, oft schwer. Viele sind ungeübt darin, Abschiede bewusst zu gestalten. Wenn es dann um den letzten, endgültigen Abschied geht, ist es noch einmal schwieriger, die Sprachlosigkeit zu durchbrechen. Im Umgang mit schwerkranken Menschen sind vor allem Einfühlsamkeit und Demut wichtig.

In dem Buch *Dienstags bei Morrie* beschreibt Mitch Albom (2017), wie Morrie, der an ALS, einer unheilbaren Muskelerkrankung, leidet, seine letzte Lebensphase gestaltet. Hier können Sie möglicherweise Ideen und Anregungen für sich finden. Morrie sah es als Glück an, so lange Zeit zu haben, um sich zu verabschieden. Geduldig, mutig, humorvoll und offen beschäftigte er sich mit den wesentlichen Themen rund um Tod und Sterben. Jeder weiß, dass er sterben wird, aber im Alltag denken die wenigsten darüber nach. Besser wäre es zu wissen, dass man sterben muss, und jederzeit darauf vorbereitet zu sein. Dann kann man intensiver leben, während man lebt. Morrie erzählt von den Buddhisten, die sich täglich vorstellen, dass ein kleiner Vogel auf ihrer Schulter landet und sie erinnert, sich zu fragen: Ist heute der Tag, bin ich bereit? Tue ich alles, was ich tun sollte? Bin ich der Mensch, der ich sein möchte? Wenn man erkennt, dass man sterben muss, sieht man alles mit anderen Augen.

Morrie sagt (S. 103): »Lerne, wie man stirbt, und du wirst lernen, wie man lebt.« Wenn man akzeptiert, dass man jederzeit sterben kann, dann würde man wahrscheinlich mehr Platz für Spiritualität schaffen. Die materialistischen Dinge, mit denen wir uns ständig beschäftigen, befriedigen uns nicht wirklich. Was uns trägt, sind die liebevollen Beziehungen und die Verbundenheit mit dem Universum. Dies nehmen wir häufig als selbstverständlich hin. Liebe kann man nicht durch materielle Dinge ersetzen, genauso wenig wie das Gefühl der Kameradschaft. Geld und Macht sind kein Ersatz für Zärtlichkeit. Morrie hatte an dem Tag, als er erfuhr, dass er an der tödlichen Krankheit litt, das Interesse am Konsum verloren. Stattdessen waren Liebe und Kommunikation, Familie, Freundschaft, Ehrlichkeit und Tränen ins Zentrum seines Lebens gerückt. Wesentlich ist, sich liebevoll anderen Menschen zu widmen und sich zu bemühen, etwas zu finden, das dem Leben Sinn und Bedeutung verleiht. Wenn alle Menschen Mitgefühl und Verantwortung hätten, dann wäre die Welt ein besserer Ort. Morrie sagt (S. 191): »Vergebt euch selbst, bevor ihr sterbt. Dann vergebt anderen.« Rache macht keinen Sinn. Es ist gut, Frieden zu schließen mit sich selbst und den Menschen in der Umgebung. Es ist gut zu trauern, dass die eigene Zeit zu Ende geht, und die Chance zu nutzen, die Dinge in Ordnung zu bringen.

Wenn wir sterben, müssen wir uns von vielem verabschieden, von uns selbst, von dem, was wir erreicht haben, aber auch von dem, was wir nicht zu Ende bringen konnten. Wir müssen uns genauso verabschieden von den Menschen, die wir lieben, wie von jenen, mit denen wir noch offene Themen haben. Auch von der Natur, von der wir alle ein Teil sind, müssen wir Abschied nehmen. Die Beschäftigung mit diesen Themen und das eigene Gestalten des Abschiedes können der letzten Phase einen Sinn geben. Dabei spielt die Spiritualität, das Gefühl der Verbundenheit mit dem großen Ganzen eine tragende Rolle. So hat die Seele auch dann und manchmal gerade dann eine Chance, zu wachsen und sich zu entwickeln. Die Hilflosigkeit tritt bei der aktiven Gestaltung dieser letzten Phase in den Hintergrund.

Steht nicht an meinem Grab und weint, ich bin nicht hier, ich schlafe nicht. Ich bin die tausend Winde, das Diamantglitzern auf dem Schnee.

Ich bin der Sonnenschein auf reifem Korn, ich bin der sanfte Herbstregen. Wenn ihr aufwacht in der Morgenstille, bin ich der schnelle Flügelschlag stiller Vögel im kreisenden Flug. Ich bin der Stern, sein mildes Licht in der Nacht. Steht nicht an meinem Grab und weint, ich bin nicht hier.

Ein Gedicht der Lakota Indianer

9. Familie, Partnerschaft, Sexualität, Scham

9.1 Die Betroffenheit von Partner, Familie und Freunden

Wenn jemand an Krebs erkrankt, ist nicht nur er selbst, sondern auch der Partner, die Familie und der Freundeskreis betroffen. Für alle ändert sich mit der Diagnose von einem Tag auf den anderen die ganze Welt. Ängste und Sorgen um den Erkrankten, aber auch um sich selbst und eventuell vorhandene Kinder treten in den Fokus. Das Leben steht zunächst einmal auf dem Kopf, der Alltag muss neu organisiert werden. Man ist damit beschäftigt, sich zu beruhigen, sich über die therapeutischen Möglichkeiten zu informieren. Viele Entscheidungen stehen an. Die Angst vor der Krankheit und ihren Konsequenzen steht oft im Zentrum. Zu der Sorge um sich selbst kommt noch die um die Belastung der nächsten Angehörigen. Alle müssen in der neuen Situation ankommen und einen Umgang damit und mit den dazugehörigen Gefühlen finden. Das gilt auch für den Freundeskreis, der manchmal so irritiert ist, dass er den Kontakt abbricht. Es gibt jedoch meistens auch Menschen, die vorher eher weniger präsent waren und sich dann plötzlich wohltuend einbringen.

Die Herausforderung durch die Krebserkrankung führt in der nahen und auch in der weiteren Familie entweder zu einem engen Zusammenhalt oder zur Flucht. Letztere ist eine der möglichen Reaktionen bei Angst. Sie äußert sich in Form von Leugnen der Krankheit oder durch Rückzug bzw. Kontaktabbruch. Das geschieht in der Regel, um sich selbst oder andere zu schützen. Wenn wir die Tatsachen verleugnen, dann sind wir damit alleine. Nur die Kommunikation miteinander ermöglicht es, einen gemeinsamen Umgang mit der Situation zu entwickeln. Nicht nur für die erwachsenen Familienmitglieder ist es gut, ihre Gefühle und Gedanken zu teilen, auch und gerade für die Kinder ist es bedeutsam zu verstehen, warum die Mutter oder der Vater jetzt so anders ist als vorher.

Grundsätzlich ist es gut, wenn der Erkrankte selbst entscheiden kann, mit wem und wann er über seine Erkrankung sprechen möchte. Für manche ist es wichtig, sich sofort mitzuteilen, andere brauchen erst einmal Zeit, um zu sich selbst zu kommen, das Ganze für sich zu überdenken und ein Stück zu verarbeiten. Erwachsene Geschwister und Freunde von Erkrankten können eine wichtige Unterstützung für die betroffenen Familien sein. Es ist angenehm, in der schwierigen Situation nicht allein zu sein. Doch auch die Helfer sind je nach Situation oft belastet, und es empfiehlt sich, dass diese, wenn möglich, Gespräche über die belastenden Gefühle führen.

Die Partner befinden sich ebenso in einem Ausnahmezustand. Sie unterstützen oft zusätzlich zu ihren normalen Alltagstätigkeiten die Erkrankten und übernehmen deren Aufgaben in der Familie. Daneben sind auch sie belastet mit Ängsten, Trauer und Sorgen, fühlen sich ohnmächtig und sind gestresst. Im Mittelpunkt des Geschehens stehen die von der Krankheit Betroffenen, sie bekommen meistens viel Aufmerksamkeit von Außenstehenden, die Partner werden oft nicht so gesehen. Sie werden häufig nicht gefragt, wie es ihnen geht.

Um das zu thematisieren und auszugleichen, habe ich einmal zusammen mit einer Paartherapeutin ein Wochenendseminar für Patientinnen nach Krebsdiagnose gemeinsam mit ihren Eheleuten angeboten, das dankbar angenommen wurde. Dabei stellten wir die Partner ins Zentrum. Das war für diese eine wichtige und bewegende Erfahrung. Manche spürten dabei erstmals ihre eigenen Bedürfnisse. Diese hatten sie bis dahin in den Hintergrund gestellt. Sie waren dankbar dafür, dass sie jetzt Aufmerksamkeit bekamen. Die Wertschätzung der erkrankten Partnerinnen war wohltuend für sie. Es ergaben sich gute Gespräche über Pläne für gemeinsame Unternehmungen. Die Ehepaare kamen sich auf eine besondere Art wieder näher.

9.2 Der Umgang mit Kindern

Wir wissen, dass gute zwischenmenschliche Beziehungen stressreduzierend wirken. Diese sind sowohl bei der Krebserkrankung als auch bei anderen schweren Erkrankungen sehr unterstützend für alle Betroffenen. Hieraus folgt unmittelbar die Wichtigkeit einer guten Kommunikation innerhalb der Familie. Die Äußerung von Bedürfnissen sowie die Klärung von offenen Fragen sind entlastend. Das gilt ganz besonders für die Kinder, die sich in einer abhängigen Situation befinden. Sie werden oft von Ängsten geplagt, da sie das veränderte Verhalten der Eltern nicht verstehen und einordnen können. Auch suchen Kinder schnell die Schuld bei sich und machen sich oft viele Gedanken und große Sorgen. Den erkrankten Elternteil leiden zu sehen und nicht zu wissen, warum das so ist und wie es weitergeht führt häufig zu Verunsicherung.

Wenn Kinder nicht informiert werden, fühlen sie sich schnell ausgegrenzt. Die Unsicherheit über die veränderte Situation und das Schweigen der Eltern ängstigt sie und ist für sie in der Regel schwerer zu ertragen als die Wahrheit. Verunsicherung und Angst schwächen das Selbstvertrauen der Kinder, führen nicht selten zu langanhaltenden Irritationen in Form von Schlafstörungen, Verlustängsten und Stimmungsschwankungen. Auch Gereiztheit oder Aggressivität können Symptome der kindlichen Überforderung sein.

Aus vielen Studien, die Susanne Kresja (2004) zitiert, ergibt sich, wie erleichternd es für die Kinder ist, wenn die Eltern mit ihnen über die Krankheit, die Behandlung und die Veränderungen sprechen. Man sollte versuchen, den Kindern altersentsprechend die Erkrankung zu erklären und dabei auch darauf hinzuweisen, dass die Ursache letztlich nicht geklärt ist, dass niemand Schuld daran hat. Die Informationen sollten möglichst wahrheitsgemäß sein. So wird verständlich, warum der oder die Erkrankte sich jetzt so anders verhält, Schmerzen hat oder ständig müde ist. Je nach Situation ist es gut, nicht gleich alles auf einmal zu erzählen, sondern in kleinen Portionen. Das gilt besonders für noch kleine Kinder. Diesen kann man die Krankheit am besten in Form von Bildern kindgerecht erklären. Nach dem Gespräch empfiehlt es sich, die Kinder zu fragen, was sie verstanden haben, damit man eventuellen Missverständnissen vorbeugen und diese direkt klären kann.

Auch die Thematisierung von Tod und Sterben in einfacher bildhafter Sprache ist für die Kinder in der Regel besser zu ertragen als Ungewissheit und Schweigen. So können sie sich auf den anstehenden Verlust des Elternteils einstellen und trauern. Bei all diesen Gesprächen ist es gut, die eigenen Gefühle nicht zurückzuhalten, sondern sie zu zeigen. Es ist meistens sehr verbindend, wenn man gemeinsam weint und sich gegenseitig tröstet. Die Kinder sehen dann, dass ihre eigene Trauer normal und angemessen ist. Dagegen ist es irritierend, wenn alle ihre Trauer verbergen und die Gefühle nicht gelebt werden.

Inzwischen gibt es viele Bücher, in denen Themen wie Krebs, Tod und Trauer kindgerecht beschrieben werden, so z. B. das Bilderbuch von Juliana Heidenreich und Evy Billermann mit dem Titel *Ich geh mit dir durchs Trauerland.* Das gemeinsame Lesen dieser Bücher kann die Gespräche mit den Kindern erleichtern. Auch Unterstützung durch Kindertherapeuten kann manchmal für alle Mitglieder der Familie entlastend sein. Die unterschiedlichsten Projekte und Vereine bieten Hilfen für Familien mit Kindern an. Um nur einige zu nennen: das Projekt Brückenschlag der Caritas in Aachen und der Verein Flüsterpost e.V. mit der Homepage www.kinder-krebskranker-eltern.de. Hier finden sich viele altersgerechte Informationen sowie besondere Seiten für Kinder und Jugendliche.

Auf der Seite der Deutschen Krebsgesellschaft gibt es ebenfalls Auskünfte darüber, was Kindern krebskranker Eltern hilft. Dort finden Sie verschiedene Links für weitere Informationen und unterstützende Institutionen. Last but not least existieren auf der Seite »Krebsinformationsdienst« des Deutschen Krebsforschungszentrums Hinweise darüber, wie man Kindern die Krebserkrankung erklären kann.

Auf www.familienhoerbuch.de gibt es ein Projekt zur Erstellung eines Familienhörbuches durch erkrankte Mütter und Väter. Dort kann man alles aufnehmen, was einen bewegt, Wünsche und Hoffnungen,

Gedanken, Erlebnisse, Familiengeschichten usw. Besonders schön ist, dass die vertraute Stimme dabei hinterlassen wird. Das Projekt wird durch Spenden finanziert.

9.3 Körperliche Veränderungen und Scham

Die Erkrankung bringt körperliche Veränderungen und Einschränkungen mit sich. Infolge der Operation, aber auch durch die Chemotherapie verändert sich der Körper. Er sieht nicht mehr aus wie vorher, hat Narben, Körperfunktionen können gestört sein. Die manchmal bestehende Erschöpfung ist einschränkend. Es gilt, sich mit diesen Veränderungen auseinanderzusetzen, sich vom alten Körperbild zu verabschieden und das neue anzunehmen. Der Haarverlust macht die Krankheit sichtbar, verursacht zusätzliche ein besonderes Gefühl der Nacktheit und Scham, man ist sich selbst fremd, muss ein neues Gefühl für den Körper und sich selbst entwickeln. Schamgefühle sollten, wenn möglich, in der Partnerschaft thematisiert werden, damit der Partner darum weiß und besser damit umgehen kann. All diese Veränderungen beeinflussen häufig auch die Sexualität. Sich selbst zu mögen nach einer Brustamputation oder aber mit einer Narbe an der Brust fällt manchmal schwer, das weibliche Selbstbild ist gestört.

Jeder hat eine eigene Vorstellung davon, wie sein Körper aussehen müsste, um attraktiv zu sein. Je nachdem, wie stark dieses Bild durch die Erkrankung und die Therapie beeinträchtigt wird, kann es zu Störungen kommen. Hier gilt es, das neue Körperbild möglichst liebevoll anzunehmen, sich von dem alten zu verabschieden, zu betrauern, dass der Körper nicht mehr unversehrt ist. Für viele Frauen nach Brustkrebs ist es wichtig, dass durch einen anschließenden rekonstruktiven Eingriff ein neues für sie annehmbares Körperbild hergestellt wird. Hierzu gibt es inzwischen vor allem auf dem Gebiet der plastischen Chirurgie viele gute Möglichkeiten.

Bei Männern sind vor allem Potenzstörungen und Harninkontinenz, die nach Prostataoperationen auftreten, sehr belastend. Auch hier entstehen häufig Schamgefühle und Selbstunsicherheit.

Bei künstlichen Darmausgängen besteht ebenfalls oft eine große Unsicherheit, dieses Thema mit dem Partner zu kommunizieren und die Sexualität zu leben. Schon alleine das Vorhandensein des Anus praeter ist für viele schambesetzt. Die Sorge vor Undichtigkeiten des Anus und eigene Schwierigkeiten, diesen für sich zu akzeptieren, sind hier trotz der heute vorhandenen guten Versorgungsmöglichkeiten die zentralen Themen.

In all diesen Fällen ist es gut, darüber sowohl mit dem Partner zu sprechen, als auch sich beim Arzt des Vertrauens (Hausarzt, Gynäkologe, Urologe, Onkologe) Informationen über Hilfsmöglichkeiten zu holen. Häufig besteht eine Scheu, das Thema mit dem Partner anzusprechen. Ursächlich ist hier die Sorge davor, abgelehnt zu werden oder den anderen zu belasten. Wenn beide Partner sich nicht trauen, darüber zu reden, steht das unausgesprochene Thema trennend zwischen ihnen. Kommen jedoch gute vertrauensvolle Gespräche über die gegenseitigen Sorgen und Ängste in Gang, so ist das in der Regel befreiend, Nähe entsteht. Man weiß dann, wie der Partner darüber denkt, welche Gefühle er damit hat. So lässt sich manches klären und man kann das Verhalten des Gegenübers besser einordnen. In diesem Wissen um das gegenseitige Empfinden und die Bedürfnisse lassen sich dann gemeinsame mögliche Wege des Umgangs miteinander und mit der Sexualität finden. Wenn man weiß, was den anderen beschäftigt, braucht man sich keine Gedanken mehr darüber zu machen, ob es mit einem selbst zu tun hat.

Oft können in dem Zusammenhang auch eventuell vorhandene allgemeine Probleme der Partnerschaft geklärt und besprochen werden. Scheuen Sie sich daher nicht, sich dabei von einem Arzt Ihres Vertrauens oder auch von einem Paartherapeuten unterstützen zu lassen. Selbsthilfegruppen mit Betroffenen können hierbei ebenfalls hilfreich sein. Gemeinsame Unternehmungen, wie Wandern, Kochen oder einen Film anschauen, bieten ebenfalls Möglichkeiten, um miteinander ins Gespräch zu kommen. In Bezug auf das Thema Sexualität ist auch das Buch *Krebs und Sexualität* von Stefan Zettel und Joachim Hartlapp (2002) eine gute Informationsquelle.

Als weitere Ursache für eine gestörte Sexualität ist die Antihormontherapie, die vor allem bei Brustkrebs erforderlich ist, zu erwähnen. Der dadurch entstehende Hormonmangel verursacht möglicherweise ein Nachlassen der Libido. Die durch diese Medikamente hervorgerufene Scheidentrockenheit, die zu Schmerzen beim Geschlechtsverkehr führen kann, stört zusätzlich die Sexualität. Fragen Sie Ihre Gynäkologin. Heute gibt es viele verschiedene Salben oder auch Gleitmittel, um die Schleimhäute zu befeuchten. Manchmal muss man einige ausprobieren, bis man das passende für sich findet. Bei Männern stehen eher die Erektionsstörung nach einer Prostataoperation im Vordergrund. Hier können Sie Ihren Urologen um Informationen bitten.

9.4 Kommunikation in der Partnerschaft

Der bekannte Paartherapeut Hans Jellouschek (2016) sieht die Krebserkrankung wie eine dritte Person an, die sich in die Beziehung einmischt. Frauen und Männer gehen damit gemäß ihrer Sozialisation auf unterschiedliche Weise um. Während Frauen meistens gerne über ihre Gefühle sprechen möchten, darin häufig geübter sind, bleiben Männer eher auf der Handlungsebene, also im Tun verhaftet, wahrscheinlich, weil sie sich so stabiler fühlen. Kommunikation ist jedoch wichtig, vor allen Dingen, damit die Krankheit nicht trennend zwischen den Partnern steht. Jeder hat seine eigenen Ängste und Befürchtungen, seine Trauer, seine Wut und seine Hoffnungen. Es ist gut, diese Gefühle, wenn irgendwie möglich, zu teilen, gemeinsam einen Weg zu finden, damit umzugehen. Wenn man die Wünsche und die Bedürfnisse das Partners kennt, kann man schauen, welche davon im gemeinsamen Alltag erfüllbar sind.

Möglicherweise verschärfen sich durch die krankheitsbedingten Belastungen länger bestehende Beziehungskonflikte. Gegenseitige Vorwürfe, Schuldzuweisungen und andere Auseinandersetzungen werden zum Thema. Wann immer das so ist, prüfen Sie, ob es eine Möglichkeit gibt, sich wie in Kapitel 7 beschrieben gegenseitig zu verzeihen. Manchmal bestehen die Zwistigkeiten schon lange und durch die Problematik besteht Dauerstress. Dann ist es besser, therapeutische Hilfe in Anspruch zu nehmen, um die Probleme zu klären. Manchmal, wenn die Trennung nicht vermeidbar ist, kann man diese begleitet durch einen Mediator oder einen Paartherapeuten auf eine gute einvernehmliche Weise vollziehen. Eine solche Lösung kann in diesem Fall entlastend sein und stärkend wirken. Die Auflösung der Konflikte trägt dazu bei, gute Voraussetzungen für eine stressarme heilsame Atmosphäre zu schaffen. Manchmal sind dazu Veränderungen erforderlich. Dazu braucht man Mut. Ein Neubeginn ist oft erst einmal verunsichernd, da wir den gewohnten Boden verlassen.

Um eine gute Kommunikation in der Partnerschaft zu fördern, können Sie eine Technik nutzen, die Lutz Wesel (2017) beschreibt.

Machen Sie jeden Tag mit ihrem Partner einen Spaziergang und reden Sie dabei über Folgendes: Sagen Sie drei Dinge, die Sie gerade bewegen, dann drei Dinge, die Ihnen an Ihrem Partner auffallen. Der Partner hört zu, ohne zu unterbrechen, bis Sie fertig sind.
Dann sagt dieser drei Dinge, die ihn gerade bewegen, sowie drei, die er an Ihnen bemerkt. Und dabei hören Sie zu, ohne zu unterbrechen.

Durch dieses Vorgehen, erfährt der Partner, was Sie gerade beschäftigt, er fühlt sich gleichzeitig gesehen, man kommt auf gute wertschätzende Weise in einen Austausch. So entsteht eine Basis für eventuell erforderliche klärende Gespräche.

Fünfte Einkehr

Nehmen Sie sich eine Auszeit an einem
langgezogenen Strand mit warmem, weißem Sand,
in einer ruhigen Bucht.
Das Meer schimmert in Türkis- und Blautönen,
sanfte Wellen, manche mit kleinen weißen Kronen,
wärmende Sonnenstrahlen.
Eine angenehme frische Brise umweht Sie.
Freiheit und Wohlgefühl,
der Geruch nach Meer, vielleicht ein salziger Geschmack auf den Lippen.
Ihr Blick bleibt an bunten Muscheln und kleinen weißen Steinen hängen.
Ein Seestern liegt inmitten von blaugrünen Algen,
das Rauschen und Plätschern der Wellen, die unterschiedlich weit zum Strand hin auslaufen.
Alles ist ständig in Bewegung, verändert sich.
Der Sand unter den Füßen wird mit der Welle im Wasser weicher,
beim Zurückweichen des Wassers fester. Sie spüren den Rhythmus des Meeres unter den Füßen.
Ein weißes Segelboot gleitet am Horizont vor dem tiefblauen Himmel gelassen dahin.
Tiefe Ruhe.

10. Positive Psychologie

In den vorangegangenen Kapiteln ging es bereits oft um Selbstbestimmung, um Selbststärkung, um Vertrauen in sich selbst und andere. Ebenso war mehrfach die Rede von der Akzeptanz dessen, was ist, vom Umgang mit belastenden Gefühlen, von Optimismus, Verzeihen, Wohlbefinden und guten sozialen Kontakten.

Alle diese Themen sind auch Bestandteil der positiven Psychologie. Hierbei geht es darum, was Menschen allgemein stärkt und was das Leben lebenswerter macht. Es bedeutet nicht, dass man unbedingt nur noch positiv denken soll, das wäre ja auch gar nicht möglich. Wir können nicht immer auf der Sonnenseite des Lebens sein. Wir können jedoch versuchen, unabhängig davon, wie die Bedingungen gerade sind, das Leben gut zu leben. Neutrale hoffnungsvolle Gedanken und das Wissen um die eigenen Stärken helfen uns dabei, schwierige Situationen zu bewältigen. Viele Techniken und Sichtweisen aus der positiven Psychologie erleichtern den Umgang mit der Krebserkrankung. Daher möchte ich ihr ein eigenes Kapitel widmen.

10.1 Resilienz, Ressourcen und Stärken

Erinnern Sie sich noch an die drei menschlichen Kernbedürfnisse nach Gabriela von Witzleben aus Kapitel 2?

Es handelt dabei um:

1. Autonomie und Selbstbestimmung
2. Sicherheit, Orientierung und Überblick
3. Beziehungen und soziale Kontakte

Je mehr wir diese Bedürfnisse befriedigen können, umso wohler und stabiler fühlen wir uns.

Im Bereich der positiven Psychologie geht es darum, unsere Stärken und Fähigkeiten (Ressourcen) zu erkennen und zu nutzen. Wenn das gelingt, werden wir *selbstbewusster, selbstbestimmter* und fühlen uns *sicherer*. Wir haben einen *besseren Überblick* über die Situation. Optimismus und Vertrauen stellen sich ein und es fällt uns leichter, mit anderen umzugehen und zu kommunizieren. Das wirkt sich positiv auf *unsere Beziehungen und unsere sozialen Kontakte* aus. So fördert die positive Psychologie die Erfüllung aller drei Kernbedürfnisse.

Besonders in schwierigen Situationen ist es wertvoll, wenn man seine Ressourcen kennt. Sie stärken unsere Resilienz. Darunter versteht man die Fähigkeit, mit kleineren Herausforderungen, aber auch mit schwierigen Lebensumständen und Krisen erfolgreich, kreativ und konstruktiv umzugehen. Der Begriff kommt ursprünglich aus der Werkstoffkunde und steht für Widerstandskraft, Belastungsfähigkeit und Flexibilität. In diesem Zusammenhang ist damit die Eigenschaft eines Materials gemeint, die es ihm ermöglicht, nach Belastung wieder in den ursprünglichen Zustand zurückzukehren.

Resilienz im psychologischen Sinn sorgt dafür, dass schlechte Gefühle und Beeinträchtigungen sozusagen von uns abperlen. Nicht vermeidbare ungute Erlebnisse kommen uns, wenn wir resilient sind, nicht so nahe. Wir bleiben offen und empfänglich für gute Einflüsse, die inneres Wachstum und Gesundheit fördern.

Unsere Resilienz entwickelt sich im Laufe der Zeit, indem wir immer wieder Aufgaben, die das Leben uns stellt, annehmen und Lösungen dafür finden. Dadurch bilden wir alle möglichen Ressourcen, Fertigkeiten, aus. Neben angeborenen Eigenschaften und der Beziehung zu uns selbst fließen hier auch Fähigkeiten ein, die sich aus dem Kontakt zu anderen Menschen und zur Umwelt ergeben. Alles, was wir im Leben lernen, im Elternhaus, in der Schule, im Beruf, aber auch im Bereich von Kultur und Kreativität, wirkt sich hier aus. Im körperlichen Bereich geht es z. B. um Leistungsfähigkeit, Sportlichkeit, Fitness, Stressmanagement, Freude am Körper, Wohlgefühl. Auf der seelischen Ebene gibt es Stärken wie Mut, Interesse, Sinnhaftigkeit, Toleranz, Glaube bzw. Spiritualität, Dankbarkeit, Humor usw. Unsere Ressourcen fördern eine gute Lebensqualität und helfen uns, schwierige Situationen durchzustehen.

Wenn wir uns vor Augen führen, welche Fähigkeiten es waren, die uns geholfen haben, mit den bisherigen Krisen und Gefahren in unserem Leben fertig zu werden, können wir bewusster mit den Problemen umgehen, unser Selbstbewusstsein steigt. Wir sind handlungsfähiger und fühlen uns weniger ausgeliefert.

Im Laufe meiner psychoonkologischen Tätigkeit haben sich bestimmte Verhaltensweisen immer wieder bewährt, um besser mit der Belastungssituation durch die Erkrankung umzugehen. Wurden sie erfolgreich eingesetzt, so stärkte das die Resilienz, die seelische Widerstandskraft der Betroffenen.

Viele davon finden sich auch in den 10 Punkten wieder, die Claudia Reinicke (2018) aufzählt.

1. Nutzen Sie Ihre sozialen Kontakte und versuchen Sie, neue zu knüpfen.
2. Sehen Sie Krisen nicht als unlösbare Probleme, denn sie lassen sich nicht vermeiden, aber je nachdem, wie man sie bewertet und wie man damit umgeht, kann man einiges verändern.
3. Akzeptieren Sie, dass das Leben gerade anders als gewünscht verläuft. Schauen Sie in der momentanen Situation auf das, was Sie beeinflussen und verändern können.
4. Formulieren Sie für sich in der momentanen Situation realistische Ziele und versuchen Sie, diese in kleinen Schritten zu verwirklichen.
5. Bleiben Sie aktiv, handeln Sie und hoffen Sie darauf, dass die Situation sich verbessert.
6. Stärken Sie sich selbst, indem Sie versuchen herauszufinden, was Ihnen in der Vergangenheit in schwierigen Situationen geholfen hat, und schauen Sie auch, wie andere Menschen in ähnlich schwierigen Situationen damit umgehen.
7. Schauen Sie positiv und wohlwollend auf sich selbst und Ihre Ressourcen.
8. Versuchen Sie, auch wenn die momentane Situation schwierig ist, eine Langzeitperspektive aufrechtzuerhalten. Blicken Sie möglichst hoffnungsvoll in die Zukunft.

9. Bemühen Sie sich, optimistisch zu bleiben, und stellen sich dabei vor, was Sie sich wünschen, anstatt darüber nachzudenken, was Sie befürchten.
10. Gehen Sie selbstfürsorglich mit sich um, gehen Sie auf Ihre eigenen Bedürfnisse und Gefühle ein. Bewegen Sie sich, wenn es geht, das kann auch langsames Spazieren sein. Liebevolle Selbstfürsorge stärkt Ihren Körper und Ihren Geist.

Bei all diesen Punkten geht es darum, dass wir selbst aktiv werden, die Situation annehmen und damit möglichst selbstbestimmt umgehen, von uns aus auf die Welt schauen und herausfinden, was uns im Moment guttut. Besonders wichtig sind hier neben der Selbstakzeptanz auch die Beziehungen zu anderen. Es ist gut, zu schauen, welche Vorschläge leichter umzusetzen sind, welche Fähigkeiten dabei helfen und bei welchen Punkten es schwieriger ist. Die Umsetzung dieser Maßnahmen fördert unser Wohlbefinden, das ein wesentlicher Resilienzfaktor ist. Je besser unsere Widerstandskräfte sind, umso stabiler bleiben wir während der herausfordernden Zeit der Erkrankung. Schauen Sie einmal, was davon Sie vielleicht schon in die Tat umgesetzt haben und was möglicherweise ein guter nächster Schritt für Sie sein könnte.

Eine wesentliche Voraussetzung sowohl für die Verwirklichung dieser Punkte als auch für die Widerstandskraft im Allgemeinen bildet das Kohärenzgefühl. Das ist ein Gefühl der Stimmigkeit mit sich selbst. Es steht im Zentrum des von Aaron Antonovsky in den 80er Jahren des letzten Jahrhunderts entwickelten Begriffs der Salutogenese. Darunter versteht man all das, was Gesundheit entstehen lässt und was sie erhält. Das Kohärenzgefühl ist wichtig für die Gesundheit. Ist es gut, dann funktioniert das Immunsystem besser, Entzündungen gehen zurück.

Eine hohe Kohärenz lässt uns flexibler mit Problemen umgehen. Wir sind in Bezug auf Krisen und Herausforderungen widerstandsfähiger, also resilienter.

In unser Kohärenzgefühl fließen drei wesentliche Faktoren ein. Das sind:

- Die Verstehbarkeit, also dasjenige, was uns hilft, die Zusammenhänge des Lebens zu verstehen.
- Die Handhabbarkeit und die Überzeugung, das eigene Leben gestalten zu können. Dabei kommen all unsere Ressourcen, die uns in schwierigen Situationen helfen, zum Einsatz.
- Die Sinnhaftigkeit, also der Glaube daran, dass das Leben einen Sinn hat.

Hier wird noch einmal deutlich, wie wichtig es ist, einen Arzt des Vertrauens zu finden, der hilft, die Krankheit und die Therapie zu verstehen. Sobald wir nämlich eine Herausforderung verstehen und die Fähigkeiten haben, damit gestaltend umzugehen, und möglichst einen irgendwie gearteten Sinn darin entdecken können, nimmt unsere Kohärenz zu. Wir sind besser in der Lage, selbst mitzubestimmen, fühlen uns weniger ohnmächtig. Ein gutes Kohärenzgefühl ist eine wichtige Ressource und steigert unsere Resilienz, wir werden widerstandsfähiger.

Das daraus resultierende Vertrauen auf die eigene Gestaltungsfähigkeit in Kombination mit der Zuversicht darauf, dass sich schon eine gute Lösung finden wird, reduziert unseren Stress. Wie unterstützend und zielführend eine solche Haltung selbst in hoffnungslos erscheinenden Situationen ist, zeigt die folgende Fabel, die Aesop zugeschrieben wird.:

»*Drei Frösche fallen in einen Sahnetopf.*
Einer von ihnen ist schon immer pessimistisch gewesen. Er ist in die Sahne gefallen, glaubt, dass keine Hoffnung besteht, zappelt noch kurz und ertrinkt.
Der optimistische Frosch macht sich keine Gedanken, er trinkt erst einmal von der leckeren Sahne, schwimmt weiter und hofft auf Rettung – als seine Kräfte nachlassen, geht auch er unter und ertrinkt.
Der zuversichtliche Frosch weiß, dass es eigentlich hoffnungslos ist, aber solange er noch Kraft spürt und gestärkt ist von der Sahne, schwimmt

er ruhig weiter. Er paddelt schön nachhaltig, also kraftsparend immer weiter im Kreis herum. Schließlich wird die Sahne zu Butter, er hüpft hinaus und ist gerettet.

Mit Hilfe dieser Zuversicht, dem Vertrauen darauf, dass es irgendwie weitergeht, hat Stephen Hawking 50 Jahre lang mit seiner ALS-Erkrankung und der damit einhergehenden fortschreitenden Lähmung gelebt. Wenn wir eine Herausforderung mit Zuversicht annehmen, gehen wir zwar davon aus, dass es auch schlecht ausgehen kann, wir können jedoch aktiv werden und versuchen, die Situation so zu gestalten, dass sie sich möglichst zum Guten wendet.

Eine gute Kohärenz fördert neben unserer Selbstwirksamkeit auch unsere Selbstbestimmtheit. Wie bedeutsam diese ist, wird auch in dem Buch *Mehr Jahresringe als erwartet* deutlich. In den dort beschriebenen Geschichten von Krebspatienten erwies sie sich als gute Basis für Lebensqualität und wahrscheinlich auch für die Gesundung.

Neben der Förderung unseres Kohärenzgefühls können wir unsere Resilienz steigern, indem wir uns unsere Stärken und damit unsere Ressourcen bewusst machen. Daher möchte ich Ihnen jetzt den Stärkenfinder nach Martin Seligman vorstellen.

Der Glücksforscher Martin Seligman (2005) untersuchte mit seinem Team auf allen Kontinenten nach Glück auslösenden Faktoren. Sie fanden sechs Kerntugenden. Diese sind: Weisheit und Wissen, Mut, Menschlichkeit, Gerechtigkeit, Mäßigung sowie Transzendenz. Er ordnete diesen Tugenden jeweils verschiedene Fähigkeiten zu. Daraus entwickelte er das folgende Stärken-Konzept.

Weisheit und Wissen: *Stärken, die hilfreich sind, beim Erlangen und bei der Nutzung von Wissen*
Neugier, Interesse für die Welt
Lerneifer, Liebe zum Lernen
Urteilsvermögen
Kreativität
Weisheit

Mut: *Stärken, die helfen, innere oder äußere Hindernisse zur Erreichung eines Zieles zu überwinden*
Tapferkeit und Zivilcourage
Ausdauer
Authentizität, Ehrlichkeit
Enthusiasmus

Menschlichkeit: *Stärken, die für gute zwischenmenschliche Beziehungen wichtig sind*
Menschenfreundlichkeit und Großzügigkeit
Bindungsfähigkeit, lieben und sich selbst lieben
Soziale Intelligenz

Gerechtigkeit: *Stärken, die das Gemeinschaftsgefühl fördern*
Teamwork
Fairness und Ausgleich
Führungsvermögen

Mäßigung: *Stärken, die uns helfen, Exzesse zu vermeiden*
Selbstregulation
Vorsicht
Bescheidenheit
Vergebungsbereitschaft

Transzendenz: *Stärken, die uns mit einer höheren Instanz in Kontakt bringen und Sinn stiften*
Sinn für Schönheit
Dankbarkeit
Hoffnung, Optimismus, Zukunftsbezogenheit
Spiritualität, Gefühl für Lebenssinn, Glaube, Religiosität
Hoffnung
Humor

Welches sind Ihre größten Stärken?
Nehmen Sie sich einen Augenblick Zeit und wählen Sie aus den aufgeführten Stärken ihre fünf größten aus. Es geht darum, sich die bereits vorhandenen Stärken bewusst zu machen, sie zu fördern und sie in allen Lebensbereichen so oft wie möglich unterstützend zu nutzen. Das stärkt das Selbstbewusstsein, das Selbstgefühl bessert sich, Sie werden handlungsfähiger, kohärenter und resilienter. Welche Stärken setzen Sie im Alltag besonders häufig ein? Welche Stärken haben Ihnen in belastenden Situationen bisher geholfen? Welche Stärken könnten in der momentanen Situation besonders unterstützend sein? Einen ausführlicheren Fragebogen (VIA-IS Inventory of Strengths als PDF-Datei) mit genaueren Beschreibungen der einzelnen Stärken finden Sie unter: www.charakterstaerken.org

Sorgen Sie so viel wie möglich für gute Gefühle. Michaela Brohm-Badry (2019) hat eng mit Martin Seligman zusammengearbeitet. Sie schreibt in ihrem Buch *Das gute Glück*, dass Menschen dann aufblühen, wenn sie bei sich selbst dreimal so viele positive wie negative Gefühle wahrnehmen. Das ist natürlich in einer Krisensituation eine echte Herausforderung.

Brohm-Badry (2019) benennt Zugehörigkeit, Liebe, Achtung und Selbstverwirklichung als wesentliche Bedürfnisse, deren Befriedigung zu unserem Wohlgefühl beitragen. Dieses Wohlbefinden vergleicht sie mit der Eudaimonie, dem seelischen Glück. Letztere ist uns bereits in Abschnitt 1.3.3 begegnet, als Faktor, der den Stress reduziert und das Immunsystem stabilisiert. Sie galt Aristoteles als höchstes Gut. Unter Eudaimonie versteht man einen Glückszustand, der sich bei entsprechendem Verhalten einstellt.

Wenn wir das Streben nach Zugehörigkeit, Liebe, Achtung und Selbstverwirklichung ins Zentrum rücken, dann treten alle Bemühungen, die nur Mittel zum Zweck sind, wie die um Reichtum, Schönheit, Macht und Ehre, letztlich also all das, was uns stresst, in den Hintergrund. Hier schließt sich der Kreis zu den bereits am Anfang dieses Kapitels erwähnten Kernbedürfnissen nach Beziehung, Autonomie und Sicherheit. Wenn wir diese ernst nehmen und möglichst gut für ihre

Erfüllung sorgen, führt uns das mit gestärkter Resilienz auf den Weg zur Eudaimonie, dem seelischen Glück.

Auch Freude und Dankbarkeit sind wohltuende Gefühle und wichtige Ressourcen. Beide stärken unsere Resilienz.

Die Dankbarkeit habe ich bereits in Abschnitt 7.2 erwähnt als Mittel gegen Pessimismus und negatives Denken. Wenn wir herausfinden, was unsere Lebensqualität verbessert, wofür wir uns begeistern können, was uns Freude macht, dann entstehen ganz von selbst Dankbarkeit und positive Energie.

Nach Milton Erickson (»Energy flows, where attention goes«) folgt die Energie unserer Aufmerksamkeit. So können wir selbst für ein gutes Gefühl sorgen, indem wir, statt uns nur auf die Probleme zu fokussieren, auch auf die schönen und unterstützenden Dinge im Leben schauen. Wir stellen sozusagen das Objektiv auf Weitwinkel, sodass wir das gesamte Spektrum wahrnehmen.

Das ist im Zusammenhang mit der Krebserkrankung und der dazugehörigen Therapie in manchen Phasen, vor allem wenn gerade die Nebenwirkungen der Therapie sehr spürbar sind, nicht einfach. Aber auch in belastenden Momenten kann man sich in schöne Situationen aus der Vergangenheit träumen. Man kann überlegen, wofür man dankbar ist oder ein schönes Wunschbild für die Zukunft entwickeln.

Egal, was Sie unternehmen, um auf positive Gedanken zu kommen, ob sie jemanden anlächeln, etwas pflanzen, sich bewegen, einen alten Freund anrufen, ein Dankbarkeitstagebuch schreiben, sich selbst oder jemand anderem eine Freude machen, wichtig ist, auf gute Weise aktiv zu werden. Sie können auch 30 Minuten pro Tag Sport treiben oder sich in dem für Sie möglichen Tempo bewegen. Alle diese Aktivitäten senken das Ohnmachtsgefühl und steigern die Lebensqualität.

Das Reaktivieren von Hobbys, denen man früher nachgegangen ist und die man aufgegeben hat, kann ebenfalls eine Quelle der Freude sein. Nehmen Sie sich Zeit, um herauszufinden, was Sie eigentlich immer schon einmal gerne machen wollten, aber nie in die Tat umgesetzt haben. Vielleicht finden Sie jetzt einen Weg, das zu leben. Kreative Tätigkeiten, wie Malen, Töpfern, Handarbeiten, aber auch Singen, Tanzen und Musik sind mögliche Quellen für positive Gefühle. Jede Freude bringt gute stressreduzierende Energie in den Alltag. Davon kann man in belastenden Situationen nicht genug haben.

Unsere Resilienz entwickelt sich im Laufe unseres Lebens im ständigen Umgang mit unseren Aufgaben, mit Problemen, mit unseren Mitmenschen und unserer Umgebung. Nach der erfolgreichen Bewältigung einer Krise wie der Krebserkrankung sind wir in der Regel gestärkt. Brohm-Badry (2019) erwähnt eine Studie, nach der Krebspatienten sich durch den Umgang mit der Erkrankung stärker und selbstsicherer fühlten. Wir verändern uns und setzen neue Prioritäten in unserem Leben. Der Wert des Lebens hat ein anderes Gewicht, die Spiritualität rückt oft mehr ins Zentrum, die Beziehungen zu anderen Menschen werden intensiver, unsere Widerstandsfähigkeit hat zugenommen.

Wir können würdigen, wie schwierig es war, den Weg durch die Krankheit zu gehen und schauen, welche Ressourcen uns dabei geholfen haben, welche dadurch vielleicht sogar entstanden sind.

Die Zeit der Krankheit mit allen dazugehörigen Erfahrungen bleibt für immer Teil unseres Lebens

10.2 Die fünf Freiheiten nach Virginia Satir

Im Falle einer schweren Erkrankung bekommt man von seinem Umfeld oft Freiheiten, die man sich vorher vielleicht gewünscht, jedoch aus den unterschiedlichsten Gründen nie eingefordert hat. Wenn die Krankheit überstanden ist, fällt dieser Schutzraum nach und nach wieder weg. Manche dieser krankheitsbedingten Vorzüge vermisst man dann. Wenn das so ist, können Sie schauen, was sich durch die Krankheit in Ihrem Leben zum Positiven hin verändert hat und was davon Sie sich gerne erhalten würden. Der nächste, manchmal nicht so einfache Schritt, ist, das mit dem Partner oder der Familie zu besprechen. Es gilt herauszufinden, ob der Partner bzw. die Familienmitglieder diese Anliegen verstehen und unterstützen können. Möglicherweise wünschen die anderen sich ebenfalls entlastende Veränderungen. Vorausgesetzt, dass alle mit Neuerungen einverstanden sind, können Sie mit gemeinsamen Überlegungen beginnen. Sie können herausfinden, wie viel davon einfach umsetzbar ist, womit Sie beginnen möchten, wo Kompromisse nötig sind. Wenn Sie dann in regelmäßigen Abständen Termine vereinbaren, um gemeinsam den Fortschritt, aber auch das, was noch schwierig ist, zu besprechen, haben im Idealfall alle die Chance, davon zu profitieren. Das geht besonders gut, wenn vorher bereits eine gute Kommunikationskultur vorhanden war.

Es kann allerdings auch sein, dass in dieser Situation bereits länger bestehende Konflikte zum Vorschein kommen. Dann ist es von Vorteil, sich wenn möglich von einem Psychoonkologen, einem Paar- bzw. Familientherapeuten oder einem Mediator unterstützen zu lassen. Grundsätzlich geht es für alle Beteiligten neben Selbstbestimmung und Selbstfürsorge auch um ein gutes Miteinander auf Augenhöhe.

Bei meiner Arbeit mit den Patienten war mir immer wichtig, die Selbstbestimmtheit zu fördern. Je stärker diese ist, umso besser können wir uns erlauben, die Dinge auf unsere eigene Art und Weise zu bewerten, wichtige Informationen zu sammeln und selbstfürsorglich für uns zu nutzen. Der aktive Umgang mit der Situation reduziert das Ohnmachtsgefühl, Hoffnung wird möglich. Infolge der Krebserkrankung ist die eigene Freiheit durch die Therapie und andere krankheitsbedingte Umstände in den unterschiedlichsten Bereichen eingeschränkt. Trotz dieser Einschränkungen können wir versuchen, möglichst viele Freiheiten zu leben. Vielleicht helfen Ihnen die von Virginia Satir formulierten fünf Freiheiten dabei, herauszufinden, in welchen Bereichen das für Sie besonders wichtig und auch umsetzbar ist.

Virginia Satir (2019) identifizierte fünf Freiheiten:

1. Die Freiheit, das zu sehen und zu hören, was im Moment wirklich da ist, anstatt was sein sollte, gewesen ist oder erst sein wird.
2. Die Freiheit, das auszusprechen, was ich wirklich fühle und denke, und nicht das, was von mir erwartet wird.
3. Die Freiheit, zu meinen Gefühlen zu stehen und nicht etwas anderes vorzutäuschen.

4. Die Freiheit, um das zu bitten, was ich brauche, anstatt immer erst auf Erlaubnis zu warten.
5. Die Freiheit, in eigener Verantwortung Risiken einzugehen, anstatt immer nur auf Nummer sicher zu gehen und nichts Neues zu wagen.

Wenn wir die fünf Freiheiten wirklich leben, sind wir ganz im Hier und Jetzt, wirklich bei uns, können wahrnehmen, was wir gerade fühlen, und damit auch in Kontakt zu anderen gehen, selbstfürsorglich und selbstbestimmt. Wir werden persönlich mächtig, auf eine ganz besondere Art und Weise. Diese Macht hat nichts mit Gewalt zu tun, weil sie sich aus einem Zustand des Selbstseins heraus entwickelt.

Wir können jederzeit daran arbeiten, alte verinnerlichte Regeln oder Muster aufzulösen, sobald wir heute merken, dass sie für uns nicht mehr stimmig sind. Wenn wir wahrnehmen, dass unsere Vergangenheit die Gegenwart vergiftet, können wir jederzeit beschließen, uns neu zu orientieren und mit den alten, negativ wirkenden Geschichten abzuschließen. Die fünf Freiheiten helfen uns dabei, herauszufinden, was für uns stimmig und passend ist und was verändert werden sollte. Bei einer bestehenden Partnerschaft wäre es ideal, liebevoll gemeinsam zu schauen, wie die jeweiligen Freiheiten im Alltag gelebt werden können. Wenn jeder dabei seine Freiheiten im Sinne des sogenannten Drei-Insel-Modells für Partnerschaft lebt, profitieren beide davon. Es gibt: meine Insel – deine Insel – und unsere Insel. Wenn jeder sich selbst in einem gewissen Rahmen auf der eigenen Insel verwirklichen kann, dann bringt das oft bereichernde Impulse für die gemeinsame Insel. Das ist natürlich der Idealfall, es braucht liebevolle Toleranz, um verwirklicht zu werden, geht leichter, wenn die Beziehung vorher schon gut war. Trotzdem lohnt es sich, daran zu arbeiten. Manchmal bringen eine neue Sichtweise oder eine andere Herangehensweise frischen, belebenden Wind in die Beziehung.

Eines der Zitate, die im wöchentlichen Wechsel auf der Flipchart im Gruppenraum standen, ist von Perikles (um 450 vor Christus):

Das Geheimnis des Glücks ist die Freiheit.
Das Geheimnis der Freiheit ist der Mut.

Ja sicher, es braucht Mut, sich die Freiheit zu nehmen, in der Partnerschaft und in der Familie anzusprechen, was stört und was man sich wünscht. Wenn es gut läuft, lohnt sich das meistens für alle Beteiligten.

Ein klares Ja oder ein klares Nein sind dabei wichtig. Besonders das Nein, wenn es angebracht ist. Es gibt viele verbindliche Möglichkeiten, Nein zu sagen, z. B. »Es tut mir leid, aber das geht gerade nicht«, »Das kann ich gerade nicht entscheiden, ich brauche Bedenkzeit« oder auch einfach »Mhh – Nein«. Wenn wir aus Angst oder um den anderen zu schonen, Ja sagen, obwohl wir in dem Moment Nein meinen und fühlen, geraten wir unter Stress, wir belasten uns selbst. Manchmal hilft es, sich klarzumachen, dass das Ausmaß der Spannung, die sich im zwischenmenschlichen Bereich aus Meinungsverschiedenheiten ergibt, immer gleich bleibt. Je nach Situation nehmen wir sie jedoch unterschiedlich wahr. Sage ich Ja, obwohl ich Nein meine, spüre ich die gesamte Spannung in mir. Das Gegenüber bekommt davon möglicherweise gar nichts mit. Wenn ich stattdessen Nein sage bzw. das äußere, was ich mir wünsche, dann wird die Spannung für beide Beteiligten spürbar, und zwar umso mehr, je größer die Meinungsverschiedenheit zwischen mir und meinem Gegenüber ist. Findet sich ein Kompromiss, so ist das dann für beide entlastend.

Habe ich gelernt, Erwartungen zu erfüllen, ist es schwierig, die eigenen Anliegen zu spüren und zu sagen, was ich brauche. Kann ich mir jedoch die Freiheit nehmen herauszufinden, was mir selbst guttut, dann bin ich mutig einen ersten Schritt gegangen. Anschließend kann ich entscheiden, was mir so wichtig ist, dass ich es auf jeden Fall durchsetzen möchte und wem zuliebe ich möglicherweise auch auf etwas verzichte. Manchmal ergeben sich erstaunliche neue Perspektiven, wenn wir das Gebot »Liebe deinen Nächsten wie dich selbst« umformulieren in »Liebe dich selbst, wie deinen Nächsten«. Je mehr wir uns erlauben, die Freiheiten auch nur zum Teil umzusetzen, umso mehr kommen wir weg vom Funktionieren hin zum selbstbestimmten Leben.

10.3 Sport

Die positive, das Immunsystem stabilisierende Wirkung von Sport wurde schon mehrfach erwähnt.

An die persönliche Leistungsfähigkeit angepasstes Training bringt unsere Körperfunktionen ins Gleichgewicht, der Stress wird abgebaut und die Lebensqualität verbessert sich.

Die gleichzeitig auftretenden entzündungshemmenden Prozesse können dem Krebs entgegenwirken. Inzwischen wissen wir, dass regelmäßiges Ausdauertraining das Risiko für manche Krebsarten sogar verringert. Das Rezidivrisiko z. B. für Dickdarmkarzinom und Mammakarzinom sinkt durch körperliche Aktivität. Die Onkologin Elke Jäger (in Reuter, Haarhoff und Malzon-Jessen 2020) beschreibt die positive Wirkung von Sport auf das Immunsystem. Sie berichtet von einem Patienten mit metastasiertem Prostatakarzinom, der allein durch regelmäßigen Sport seine Erkrankung über mehr als 20 Jahre zum Stillstand brachte. Elke Jäger sieht in den persönlichen Ressourcen und den Lebensumständen wesentliche Faktoren, die über den Verlauf der Krankheit entscheiden. Nach ihrer Erfahrung schaffen die Patienten es besser, die eine zuversichtliche realitätsangepasste Haltung für sich zu finden. Körperliche Aktivität steigert die Leistungsfähigkeit, das Selbstwertgefühl und die Zuversicht.

Neben der Stärkung der Immunabwehr und der Aktivierung von antientzündlichen Prozessen führt Sport zu einer hören Stressresistenz, Ängste werden reduziert, das Körpergewicht normalisiert sich, der Schlaf verbessert sich. Wir fühlen uns einfach wohler. Auch das Fatigue-Syndrom kann sich bessern. Inzwischen gibt es deutschlandweit fast überall Sportgruppen für Krebspatienten. Dort wird ein angepasstes Bewegungsprogramm sowohl für die Zeit der Therapie als auch in der Krebsnachsorge angeboten. Rehasport ist inzwischen ärztlicherseits verordnungsfähig. Der Sportmediziner kann bei der Gelegenheit auch feststellen, ob Kontraindikationen vorliegen.

In seinem Buch *Krebs ganzheitlich behandeln* geht Josef Beuth (2003, 2014) ausführlich auf verschiedene Sportarten und deren Durchführbarkeit bei bestimmten Krebserkrankungen ein. Die positive Wirkung von Sport ist inzwischen wissenschaftlich bewiesen.

10.4 Sinn und Spiritualität

Nach dem bereits in Abschnitt 10.1 erwähnten Salutogenesekonzept von A. Antonovsky ist die Kohärenz ein wesentlicher Faktor für Gesundheit. Diese beinhaltet, wie bereits gesagt, neben der Verstehbarkeit und der Machbarkeit auch das Erleben eines Sinns in dem, was passiert. Es geht um das Gefühl, nicht willkürlich dem Schicksal ausgeliefert zu sein. Der Wunsch, das Leben und seine Sinnhaftigkeit zu verstehen, ist tief in uns verankert. Das Kohärenzerleben bildet eine wichtige Basis für das Vertrauen in uns selbst und in das Leben. Menschen, die ihr Leben sinnvoll finden, können mit Problemen besser umgehen.

Das Bedürfnis nach Sinnhaftigkeit ist in den meisten belastenden und krisenhaften Situationen unseres Lebens schnell präsent. Auch Michaela Brohm-Badry (2019) schreibt, dass es gut sei, erlebtem Leid einen Sinn zu geben. Das ist eine hilfreiche Schutzstrategie und erhält uns gesund. In Bezug auf die Krebserkrankung wird die Frage nach dem Sinn oft ersetzt durch die Frage danach, woher die Krankheit kommt. Aus dem Wunsch heraus zu verstehen, versuchen wir, eine Ursache für die Krankheit zu finden, unabhängig davon, ob es die Umwelt ist, die Ernährung, der Stress, das Rauchen, der Alkoholgenuss oder Verletzungen bzw. traumatische Erlebnisse. Diese Sinngebung ist immer subjektiv, aber sie gibt uns das Gefühl, einen Einfluss auf unsere Gesundung nehmen zu können.

Da Krebs multifaktoriell ist, werden wir nie genau wissen, warum die Krankheit uns ereilt hat. Trotzdem entwickeln nicht wenige eine persönliche Theorie in Bezug auf die Entwicklung der Krankheit. Im Zusammenhang mit der eigenen Lebensgeschichte entsteht so ein gewisses individuelles Verständnis dafür, warum die Krankheit entstanden ist. Das verringert das Gefühl der Ohnmacht. Es kann auch dazu führen, dass man im Leben Veränderungen vornimmt, die man möglicherweise schon lange gewünscht, jedoch nicht umgesetzt hat. Dabei gibt es kein Richtig oder Falsch. Die Frage nach dem Sinn bzw. der Ursache kann jeder nur für sich selbst in gutem Kontakt zu den eigenen Werten und Vorstellungen beantworten. Meistens ergibt sich der Sinn erst im Laufe der Zeit, häufig erst rückblickend, wenn man die Krankheit überstanden hat.

Wenn wir nach dem Sinn fragen, dann liegt darin auch die Frage nach dem Ziel und dem Zweck unseres Lebens. Diese Antworten sind immer subjektiv, denn jeder definiert den Sinn des Lebens auf dem Boden seiner Lebenserfahrungen und bestimmt so selbst, was er für sinnvoll erachtet. Dabei fließen die Werte des Systems, in dem wir leben, der gesellschaftliche und religiöse Kontext mit ein.

Kritische Ereignisse wie die Krebserkrankung können zunächst zu einem Sinnverlust führen. Das, was vorher das Leben sinnvoll gemacht hat, oder auch das, worin wir den Sinn des Lebens gesehen haben, geht verloren oder wird beeinträchtigt. Wenn wir die kritische Situation überwunden haben, entsteht oft ein neuer Sinn, der sich in der Regel für unser weiteres Leben positiv auswirkt.

Michaela Brohm-Badry (2019, S. 160) beschreibt in Anlehnung an Tatjana Schnell vier mögliche Dimensionen des Lebenssinns, es sind dies: Selbsttranszendenz, Selbstverwirklichung, Ordnung sowie Wir- und Wohlgefühl. Es reicht, wenn wir drei davon in unserem Leben umsetzen.

Tatjana Schnell fand heraus, dass die Selbsttranszendenz am stärksten zum Gefühl der Sinnerfüllung beiträgt. Das heißt, wenn wir uns für andere engagieren, für die Natur und die Gesundheit, wenn wir soziale Verantwortung übernehmen, religiös oder spirituell sind, dann ist das eine besonders gute Quelle für Sinnerleben.

Bei der Erkrankung an Krebs sind alle diese vier Dimensionen mehr oder weniger beeinträchtigt. Das, was bisher sinnvoll erschien, unsere Ziele, Wertvorstellungen, Gefühle der Selbstwirksamkeit und Kontrolle, geraten ins Wanken. Das, was bis dahin unseren Sinn ausgemacht hat, muss oft neu definiert werden. Wir können die Erkrankung zum Anlass nehmen, unser Leben daraufhin zu überprüfen, ob unsere

Bedürfnisse gestillt werden, ob wir gut im Kontakt mit uns selber sind und was wir tun können, um zufrieden und mit einer guten Lebensqualität zu leben. Wenn uns das gelingt bzw. das durch die Krankheit angestoßen wird, dann kann sich daraus ein neuer Sinn ergeben.

L. LeShan (1993, 2000), einer der Pioniere der Psychoonkologie, schlägt vor, sich zum Finden eines Lebenssinnes folgende Fragen zu stellen:

- Wenn Sie Ihr Leben rückwärts betrachten, wie war es dann, wenn es gut war?
- Was zeichnete es aus?
- Was war das Beste, das Ihnen jemals passiert ist, und was war das Schlimmste?
- Was war das Beste, das Sie getan haben, und was war das Schlimmste?
- Was war die schönste Zeit in ihrem Leben und welche die Unangenehmste?
- Welches Thema würden Sie ihrem Leben geben?
- Gibt es eine Entscheidung, die Sie getroffen haben und die Sie heute anders treffen würden?
- Was müssten Sie tun, damit Sie sich Dinge, die Sie getan haben, vergeben könnten, und was müsste geschehen, damit Sie anderen vergeben könnten?
- Wann in Ihrem Leben waren Sie am meisten Sie selbst?
- Was brauchen Sie, um Ihr Leben zu vollenden?
- Was in Ihrem Leben haben Sie Gott oder dem Schicksal niemals verzeihen können?
- Welches war für Sie die schönste Jahreszeit?

Die Beantwortung dieser Fragen hilft uns nicht nur dabei, gut und sinnvoll weiterzuleben, sondern auch, möglichst angstfrei zu sterben. Wir können besser Frieden mit unserem Leben schließen, wenn wir seinen Sinn verstanden und angenommen haben, wenn wir uns möglichst gut selbst kennen und liebevoll annehmen. So eröffnen sich neue Wege, bestenfalls in Richtung Gesundheit, Glück und Wohlgefühl.

»Welches ist der Sinn unseres Lebens, welches der Sinn des Lebens aller Lebewesen überhaupt? Eine Antwort auf diese Frage zu wissen, heißt religiös sein. Du fragst: Hat es denn überhaupt einen Sinn, diese Frage zu stellen? Ich antworte: Wer sein eigenes Leben und das seiner Mitmenschen als sinnlos empfindet, der ist nicht nur unglücklich, sondern auch kaum lebensfähig.« Albert Einstein

Bemerkenswert ist, dass es schon immer, in allen Kulturen, auf allen Kontinenten religiöse Rituale gab. Vor allem an Wendepunkten im Laufe des Jahres, aber auch bei wesentlichen anstehenden Lebensabschnitten wie Heirat, Geburt und Tod kamen diese zum Einsatz. Auch beim Jagen oder beim Auszug zu Kämpfen sowie als Dank für eine gute Ernte kamen rituelle Handlungen zum Einsatz. Es scheint so, als wäre die Spiritualität ein wichtiges menschliches Bedürfnis. So setzte Abraham Maslow sie 1970 noch ergänzend als sechstes Bedürfnis an die Spitze seiner Bedürfnispyramide.

Stufe 6: Transzendenz (Identifikation mit dem All-Einen, individueller Sinn)
Stufe 5: Selbstverwirklichung (Entfaltung der Persönlichkeit)
Stufe 4: Wertschätzung (Anerkennung und Status)
Stufe 3: soziale Bedürfnisse (Zugehörigkeitsgefühl und Freundschaft)
Stufe 2: Sicherheitsbedürfnisse (Geborgenheit und Schutz der Person)
Stufe 1: Physiologische Bedürfnisse (Hunger, Durst, Schlaf, Sexualität)

Viele Menschen leben heute ihre Spiritualität eher losgelöst von einer Religion, auf der Suche nach einem spirituellen Sinn. Wir erleben Spiritualität als Glauben an eine höhere Macht, über die alles miteinander verbunden ist. Diese Verbundenheit können wir in der Natur erleben, z. B. beim Sonnenaufgang oder -untergang, aber auch unter einem Himmel voller flimmernder Sterne. Bei besonderen Gemeinschaftserlebnissen oder berührenden Begegnungen sowie in Form von Glücks- bzw. Erleuchtungserlebnissen während einer Meditation kann dieses Gefühl ebenfalls auftreten. Spirituelle Erfahrungen machen wir immer dann, wenn etwas Außergewöhnliches, »Göttliches« geschieht, das uns berührt oder in Staunen versetzt. Wie bereits erwähnt, ist die Frage nach dem Sinn über den Bereich der Selbsttranszendenz eng verknüpft mit der Frage nach Spiritualität.

In einer Krisensituation stellen wir, unabhängig davon, ob wir in eine gläubige Gemeinschaft integriert sind oder nicht, viele bisherige Werte unseres Lebens in Frage. Gläubige bzw. spirituelle Menschen haben es oft leichter, ihr Leben nach der Erkrankung neu zu sortieren, neue Werte für sich zu definieren. Rituale helfen dabei, sich zu stabilisieren. Sie geben Halt und beruhigen, egal, ob das religiöse Rituale sind oder andere, die uns guttun. Das können regelmäßige Spaziergänge sein, das ruhige Trinken einer Tasse Tee bei Kerzenschein am Nachmittag, Meditationen, Gebete oder auch Yogaübungen zu bestimmten Tageszeiten. Jeder kann nur selbst herausfinden, was wohltuend und energiespendend für ihn ist.

Viele Patientinnen und Patienten beginnen im Laufe der Zeit, das Leben darauf zu überprüfen, was gut und richtig ist und so bleiben kann, aber auch darauf, was sie verändern möchten. In ihren Augen besteht ein möglicher Sinn der Erkrankung darin, genau das herauszufinden. Wenn man sich bemüht, sich auf ein positives Ziel in der Zukunft auszurichten, kann es trotz der Erkrankung zu Hoffnung und verbesserter Lebensqualität kommen. Der Umgang mit dem Leiden ist eine besondere Herausforderung. Eine spirituelle Haltung und das Gefühl der Verbundenheit mit dem großen Ganzen stärken uns dabei.

11. Gedanken am Ende unseres gemeinsamen Weges

Wege, besonders schwierige und steinige, gehen sich am besten voller Zuversicht, selbstbestimmt, auf die eigene Art und Weise im persönlich passenden Tempo.

Ruhe, Achtsamkeit und Selbstfürsorge sind auf beschwerlichen Strecken hilfreiche Wegbegleiter.

Auch Vertrauen und Akzeptanz sind gute Gefährten.

Der Aufenthalt in der Natur schafft Geborgenheit im Großen Ganzen, ist Balsam für die Seele.

Überflüssiger Ballast kann am Wegrand zurückbleiben. So geht es sich leichter.

Schöne Ausblicke bringen Freude und Glücksgefühle.

Begegnungen mit netten Menschen sind wohltuend. Das gemeinsame Gehen verbindet, ist oft unterstützend.

Der bewusste Einsatz von Stärken und bewährten Fähigkeiten hilft dabei, Hindernisse als Herausforderung anzunehmen, mutig und hoffnungsvoll damit umzugehen.

Die Entdeckung von Neuland, das Nutzen bisher nicht erkannter Möglichkeiten und die Erlaubnis, eigene Pfade zu gehen, wann immer das sinnvoll erscheint, können zu neuen Freiheiten führen.

Sollte es einmal nicht weitergehen, ist es gut innezuhalten, einen Schutzraum und hilfreiche Begleiter für sich zu finden.

Wenn Sie dann voller, teils überraschender Eindrücke, möglichst gestärkt und mit liebevoller Anerkennung für das Geleistete auf Ihren Weg zurückschauen, können sich für den Blick in die Zukunft neue überraschende Perspektiven und Ziele ergeben.

Bei all dem wünsche ich Ihnen viel Kraft, Ausdauer, Glück und gutes Gelingen.

Cornelia van Eys

Dank

Meinen Patientinnen und Patienten danke ich für das mir entgegengebrachte Vertrauen. Dadurch, dass ich sie auf ihrem Weg mit der Krankheit begleiten durfte, sie ihre Gefühle, Sorgen und Erfahrungen mit mir teilten, konnte ich viel lernen. Das war für mich auch während meiner eigenen Erkrankung sehr hilfreich und hat die Entstehung dieses Buches mit ermöglicht.

Eva-Maria Neumann, Anneliese Grau-Kummetz, Petra Siegers und Marta Ferenczy-Kappel danke ich herzlich für Ihre kritische Durchsicht des Textes sowie für ihre anregenden Fragen und hilfreichen Anmerkungen. Sehr dankbar bin ich auch für das wertvolle Feedback von meiner Tochter, Susanna van Eys, von Nora Kaußen-Jensen, Ulla Melchers-Winking, Karla Tsantiotis und Arlette Vincken.

Michael Bohne sage ich herzlichen Dank für die Durchsicht des Kapitels über PEP.

Bei meiner Lektorin, Christine Treml-Begemann, bedanke ich mich für die kompetente, empathische und konstruktive Begleitung meines Buchprojekts.

Wichtige Adressen und Links

Die folgende Auflistung ist nur beispielhaft und erhebt keinen Anspruch auf Vollständigkeit.
Für den Inhalt der sich unter dem Link befindlichen Seiten kann keine Verantwortung übernommen werden.

Psychoonkologische Therapeuten:
www.krebsinformationsdienst.de/wegweiser/adressen/psychoonkologen.php
www.psycho-onkologie.net/startseite/

Therapeuten, die mit PEP arbeiten, finden Sie auf der Homepage von Dr. med. Michael Bohne: www.dr-michael-bohne.de

Hypnosetherapeuten:
www.dgh-hypnose.de
www.meg-hypnose.de
www.dgaehat.de/wp-content/uploads/2019/06/Mitgliederliste-Internet.pdf

Adressen von Selbsthilfegruppen:
www.krebsinformationsdienst.de/wegweiser/adressen/selbsthilfe.php
www.frauenselbsthilfe.de

Unterstützung für Kinder krebskranker Eltern:
www.kinder-krebskranker-eltern.de
www.psycho-onkologie.net/link-tipps/angebote-fuer-kinder-krebskranker-eltern
www.krebsgesellschaft.de/onko-internetportal/basis-informationen-krebs/krebs-und-psyche/was-kindern-krebskranker-eltern-hilft.html
www.familienhoerbuch.com
www.aok.de/familiencoach-krebs

Allgemeine Informationen:
www.dapo-ev.de
www.krebsinformationsdienst.de
www.krebshilfe.de
www.krebsgesellschaft.de/
www.ago-online.de

Palliativmedizinische Angebote:
www.dhpv.de
www.dgpalliativmedizin.de
www.palliativstiftung.de

Literatur

Album, M. (2017). *Dienstags bei Morrie.* München: Goldmann.

Alexander, E. (2014). *Blick in die Ewigkeit.* München: Heyne.

Antonovsky, A. (1979). *A salutogenetic model of Health in Health, stress and coping.* (A. Antonovsky, Hrsg.) San Franzisko: Jossey-Bass.

Bauer, J. (2004). *Das Gedächtsnis des Körpers.* München: Piper.

Beisser, A. (2005). *Wozu brauche ich Flügel.* Wuppertal: Peter Hammer.

Beuth, J. (2003,2004). *Krebs ganzheitlich behandeln. Komplementäre Methoden vom Experten bewertet.* Stuttgart: Trias.

Bohne, M. (2010,2020). *Bitte klopfen.* Heidelberg: Carl-Auer.

Bohne, M. (2016). *Klopfen mit PEP.* Heidelberg: Carl-Auer.

Bohne, M., & Ebersberger, S. (2019). *Der Selbstwertgenerator – Im Handumdrehen zu einem starken Selbstwert.* Heidelberg: Carl-Auer.

Borasio, G. (2012). *Über das Sterben.* München: C. H.Beck.

Brohm-Badry, M. (2019). *Das gute Glück. Wie wir es finden und behalten können.* Salzburg, München: Ecowin.

Bucay, J. (2008). *Komm, ich erzähl dir eine Geschichte.* Frankfurt am Main: S. Fischer.

Church, D. (2019). *Geist über Materie.* Rosenheim: Momanda.

Diegelmann, C. & Isermann, M. (2011). *Ressourcenorientierte Psychoonkologie, Psyche und Körper ermutigen.* Stuttgart: Kohlhammer.

Ebell, H., & Hönig, K. (2015). Krebserkrankungen. In D. Revenstorf, B. Peter, D. Revenstorf, & B. Peter (Hrsg.), *Hypnose in Psychotherapie, Psychosomatik und Medizin.* Berlin: Springer.

Furman, B. (2019). *Zum Glück ist es nicht weit. Sieben Kompetenzen für eine bessere Beziehung zu sich selbst und anderen.* Heidelberg: Carl-Auer.

Gröber, U., Holzhauer, P., & Kisters, K. (2014). *Besser durch die Krebstherapie. Mehr Lebensqualität mit den richtigen Vitaminen und Mineralstoffen.* Stuttgart: Wissenschaftliche Verlagsgesellschaft.

Hansen, E. (2010). Hypnotische Kommunikation. *Hypnose. Zeitschrift für Hypnose und Hypnotherapie, 5 (1+2),* S. 51–67.

Hansen, E. (2015). Noceboeffekte und Negativsuggestionen in der Medizin. In D. Revenstorf, & P. B., *Hypnose in Psychotherapie, Psychosomatik und Medizin* (S. 623–633). Berlin: Springer.

Hauff, M. (2004). *Das Tibetanische Totenbuch neu übersetzt und kommentiert.* München: Piper.

Hönig, K. (12 2017). Hypnose und Hypnotherapie in der Psychoonkologie. *Nervenheilkunde*, S. 41–47.

Hüther, G. (2008). *Die Macht der inneren Bilder.* Göttingen: Vandenhoek & Rupprecht.

Jakoby, B. (2008). *Auch du lebst ewig.* Reinbek: Rororo.

Jellouschek, H. (2016). *Paare und Krebs. Wie Partner gut damit umgehen.* Munderfing: Fischer & Gann.

Kabat-Zinn, J. (2009). *Gesund durch Meditation.* Frankfurt a. Main: Fischer.

Kaiser-Rekkas, A. (2014). *Ich lebe mich gesund.* Heidelberg: Carl-Auer.

Kresja, S. (2004). *Mama hat Krebs.* Stuttgart: Kreuz.

LeShan, L. (1993, 2000). *Krebs, Wendepunkt und Neubeginn.* Stuttgart: Klett-Cotta.

Lipton, B. (2009). *Intelligente Zellen.* Burgrain: KOHA.

Porges, S. (2017). *Die Polyvagal-Theorie.* Lichtenau: G. P. Probst.

Reddemann, L. (2018). *Schlussstücke. Gedanken über Vergänglichkeit und Tod.* Stuttgart: Klett-Cotta.

Reinicke, C. (2018). *Resilienz bei schwerer Krankheit.* Freiburg i. Br.: Herder.

Reuter, E., Haarhoff, G., & Malzon-Jessen, Y. (2020). *Mehr Jahresringe als erwartet. Überlebensgeschichten nach schwerer Krebserkrankung.* Stuttgart: Schattauer.

Riemann, F. (1982). *Grundformen der Angst.* München Basel: Ernst Reinhardt.

Rosenberg, S. (2019). *Der Selbstheilungsnerv.* Freiburg: VAK.

Satir, V. (2019). *Mein Weg zu dir.* München: Kösel.

Schubert, C. (2018). *Was uns krank macht und was uns heilt.* Mattighofen: Fischer & Gann.

Seligman, M. (2005). *Der Glücksfaktor. Warum Optimisten länger leben.* Köln: Bastei Lübbe.

Servan Schreiber, D. (2010). *Das Anti Krebs Buch.* München: Goldmann.

Simonton, O. (2000). *Auf dem Wege der Besserung.* Reinbek: Rowohlt.

Skuban, R. (2011). *Patanjalis Yogasutra.* München: Arkana.

Sporken, P. (1982). *Was Sterbende brauchen.* Freiburg i. Br.: Herder.

Storch, M., Cantieni, B., Hüther, G., & Tschacher, W. (2011). *Embodiment. Die Wechselwirkungen von Körper und Seele verstehen und nutzen.* Bern: Hans Huber, Hogräfe.

van der Kolk, B. (2015). *Verkörperter Schrecken.* Lichtenau: G. P. Probst.

van Eys, C. (2019). PEP und Hypnotherapie – Ein starkes Team. In M. Bohne, & S. Ebersberger, *Synergien nutzen mit PEP* (S. 143–150). Heidelberg: Carl-Auer.

van Lommel, P. (2018). *Endloses Bewusstsein. Neue medizinische Fakten zur Nahtoderfahrung.* München: Knaur.

von Witzleben, G. (2019). *Das trisdische Prinzip. Minimalinvasive Psychologie mit Bauch, Herz und Kopf.* Heidelberg: Carl-Auer.

Wesel, L. (2017). *Krebs. Vom Diagnoseschock zum besonnenen Handeln.* Heidelberg: Carl-Auer.

Yalom, I. D. (2010). *In die Sonne schauen.* München: btb.

Zettl, S., & Hartlapp, J. (2002). *Krebs und Sexualität.* Berlin: Weingärtner.